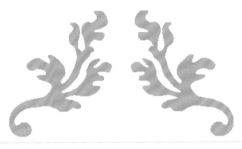

筋膜健身塑造优雅体态

林立新　周　韬　夏振棠
罗宇奇　肖忠洲　周曾源　　著

清華大学出版社
北京

内 容 简 介

本书作者结合身为医生和运动专家的实践经验，从中西医结合的角度，对肥胖、体态不良和颈肩腰腿痛等常见问题进行了深入浅出的分析。本书围绕全身筋膜训练和生物力学调整练习两部分内容，详细介绍了筋膜影响身体的具体原因，并根据具体情况提出了强化练习和纠正方法，使读者可以达到改善身体健康和体态、提升精气神的效果。

本书内容涵盖了全身筋膜训练、生物力学调整练习，其中提到的健身方法不需要任何基础和工具，运动负荷非常低，具有安全、易于练习、易于坚持的特点，适合所有人居家通过拉伸进行筋膜健身。

本书封面贴有清华大学出版社防伪标签，无标签者不得销售。

版权所有，侵权必究。侵权举报电话：010-62782989　13701121933

图书在版编目(CIP)数据

筋膜健身塑造优雅体态/林立新等著. —北京：清华大学出版社，2020.6
ISBN 978-7-302-55318-2

Ⅰ. ①筋…　Ⅱ. ①林…　Ⅲ. ①筋膜—减肥—健身运动　Ⅳ. ①R161.1

中国版本图书馆CIP数据核字(2020)第057600号

责任编辑：陈立静
封面设计：侯国卫
责任校对：周剑云
责任印制：丛怀宇
出版发行：清华大学出版社
　　　　　网　　　址：http://www.tup.com.cn, http://www.wqbook.com
　　　　　地　　　址：北京清华大学学研大厦A座　　邮　　编：100084
　　　　　社 总 机：010-62770175　　　　　　　邮　　购：010-62786544
　　　　　投稿与读者服务：010-62776969, c-service@tup.tsinghua.edu.cn
　　　　　质量反馈：010-62772015, zhiliang@tup.tsinghua.edu.cn
印 装 者：北京博海升彩色印刷有限公司
经　　销：全国新华书店
开　　本：145mm×210mm　　印　　张：6.75　　字　　数：128千字
版　　次：2020年7月第1版　　　印　　次：2020年7月第1次印刷
定　　价：59.00元

产品编号：081238-01

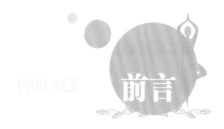

PREFACE 前言

　　在快节奏的现代社会中，逐渐走样的身材已经成为大多数人的烦恼，尤其女士们，更加关心减肥的问题。为了迎合这种需求，市场产生了各种减肥方法，从减肥药、节食、轻断食到低碳饮食，但这些方法都难以持续。哪怕短期减肥成功，只要停止体重也会反弹，更别说对身体的损害有多大了。如何摆脱这种困境呢？

　　经历过"全民健身"的潮流洗礼，大家深刻地认识到运动的重要性。每个人都希望练出一身漂亮的肌肉，因为据说这样能提高基础代谢率，从而燃烧身上那些多余的脂肪。健身房是这么鼓励你办会员卡的，运动App也这么鼓励你练习自己的塑身课程，好像运动一定就有好处。虽然大家运动的热情很高，但这里面其实一直存在悬而未决的问题：做什么好？怎么做好？做多少好？

　　可以说，因为忽视了重要的问题，导致许多人虽然刻苦运动了却没有收获理想的身材，反而让体态越发难看，甚至关节受到很大的伤害，还有因为对自己过于苛刻而患上抑郁症、暴食症的。出发点是很好，但忽视过程，结果就会很坏。

我们在工作中发现了一些常见的误区，值得引以为戒。很多人认为,跑步一定要超过30分钟才有减肥效果，健身动作追求练到肌肉酸痛，运动完以后不重视拉伸放松……而其中最大的误区就是，盲目追求"多"、"累"和"痛"，正如那句著名的鸡汤"No pain, no gain"（没有痛苦就没有收获）。虽然这种强迫身体的运动方式能够锻炼肌肉、燃烧脂肪，然而，练出好身材不仅仅依靠努力，更需要正确的方法，也就是运动的具体过程。这个因素，远比运动时间和强度重要得多。如果过程对了，就能拥有好的结果，同时还能事半功倍。

这就不得不提到筋膜。

生肉中间有许多一层一层白色的膜，具有可拉伸的弹性。这肌肉与肌肉之间的连接膜，并非脂肪，而是筋膜。大部分人可能是第一次接触这个名词，在谈到运动的时候，也总是从肌肉和骨骼的角度出发。在人体和运动科学领域，筋膜已经是国际前沿的研究热点。而我们因为工作的关系，或许是国内最早了解筋膜重要性的人之一，而且已经在实践中应用了很久。我们写作本书的目的之一，就是把相关的最新科研成果和实践经验带给普通人。

举个简单的例子。

以前被认为存在肌肉里的许多生物学信息，比如"酸痛"，现在发现其实是在筋膜里才对。也就是说，酸痛的地方不是肌肉，而是筋膜。很多过度运动的人，以为肌肉酸痛休息几天就会恢复，可结果却没有，就是因为筋膜受伤了。遵循医生的建议，休息静养往往也无法彻底解决疼痛。很多伤者基本都存在这种问题。

由于遍布全身的筋膜，连接着所有的肌肉、关节和骨骼，当我们的运动方式错误的时候，就会带来连锁反应，即所谓的"牵一发而动全身"。比如我们在工作中经常见到的，有些胸肌练得过于发达的人，会有驼背、头前伸的毛病；有些人很瘦却有小肚子、骨盆前倾，都是由筋膜张力不均衡而导致的体态异常。

除此以外，大部分人在日常的生活中都习惯保持一个固定的姿势太久，有些肌肉会相对发达或者负担过大而劳损，关节也会不太健康，从而形成不良的体态。因为此时身体只有少部分肌肉关节在工作，导致身体前后左右力量不均衡。于是，经常用到的肌肉比较发达或者劳损，但那些不用或少用的肌肉会逐渐萎缩。另外，因为姿势比较固定，让韧带两侧的松紧不一致。长期绷紧的韧带，就会像弹簧一样失去弹性，最终让关节一边松一边紧，破坏了正常的关节功能。这会让运动过程更加不愉快，而且也更容易受伤。

这背后和身体筋膜的改变息息相关。所以，无论是日常生活还是运动，都必须考虑到筋膜。其实体态之所以不良、身材之所以发胖，不管局部还是全身，根本原因是由于"骨不正、筋不柔"，而身体正常的循环代谢被某种错误的结构限制住了。

要想真正地减肥和改变不良体态，关键在于让穿行在筋膜、肌肉和关节之间的血管、淋巴管等各种循环管道恢复畅通。而做到这一点，必须让筋膜拥有足够的弹性，运动时光考虑增肌燃脂的因素是远远不够的。

在运动的过程中，普通人很难知道筋膜是否有足够弹性，只能知道筋膜是"紧"（转身就响）或"松"（站直往前俯身手掌能摸到地）。根据我们长期的实践经验，大多数减肥的人都不是"灵活"的胖子，所以此时选择伸展身体（即拉伸筋膜）的运动是非常有效的。因为一旦绷紧的筋膜软化了，到了临界点循环代谢恢复正常运行，很轻松就瘦下来了，还能拥有一个良好的体态。所以，运动不应该追求练到什么程度、练多少才够，真正重要的是如何练！

为了纠正错误的运动观念，也为了帮助更多的人实现拥有好身材的梦想，我们决定将自己多年积累的专业知识和实践经验进行总结，写成这本书。

在这本书里，我们深入地分析了常见的身材和体态问题及其背后的原因，比如腿粗、肚子大、含胸驼背等。除了给你提供一整套循序渐进的居家练习计划以外，我们还想提醒读者保持日常正确的姿势习惯同样重要。当然，也会有相应的改善建议。

我们在学习的过程中，也发现中国传统人体科学的"经筋""经络"概念，与西方现代人体科学的筋膜有颇多相似之处，可谓殊途同归。中国传统的健身功法，如八段锦、五禽戏、易筋经等，就是非常好的"拉筋"运动，同样也是筋膜健身的方法。除了应用现代最新的筋膜锻炼方法之外，我们将一套传统的同时也是大家非常熟悉的拉筋运动进行了改良，使它更适合居家练习，并发挥最大的健身效果。我们相信，每一个读者都会感到不可思议，居然错过了这么好的运动。

我们已经尽量使本书的内容通俗易懂，并涵盖了读者关心的众多问题，但由于时间和水平所限，难免有错漏，请批评指正。最后，祝愿读者能够在本书的帮助下，通过耐心的练习，最终收获满意的身材。

编　者

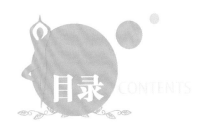

目录 CONTENTS

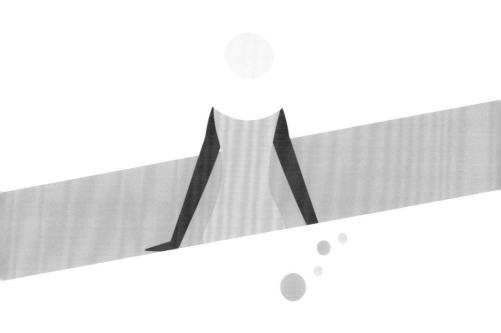

第一章

想要好身材，先有好体态

如今减肥已经变成一种刚需，无数种减肥方法应运而生。与运动相关的，有跑步、力量训练、HIIT等；与饮食相关的，有健康食谱、低碳饮食、节食等；还有既管住嘴又迈开腿的。但是正如我们所看到的，很少人能真正减肥成功，大多数人坚持一段时间之后就会放弃了。半途而废的原因不外乎两个，一是减肥效率太低，二是身体负担太大。

与一般的健身教练或运动指南不同，我们会从另一个角度来看待减肥——本质上，脂肪的堆积是由于身体结构异常，从而造成肌肉、关节、骨骼和神经受到压力，进而压迫血管、限制呼吸，随之产生各式各样的问题。脂肪的正常代谢有赖于血液的正常循环和呼吸的顺畅，单纯通过饮食或运动来制造热量差是"治标不治本"的方法。这也是为什么，一旦停止"管住嘴迈开腿"，体重就会开始反弹的根本原因。

而在我们多年的实践当中，发现最好的减肥方法其实是调整身体结构。当身体结构得到有效的改善之后，肌肉、关节、骨骼和神经的压力降低，血液循环开始恢复正常，呼吸效率也随之提高，脂肪燃烧的效率就会大幅提升。就像我们常常见到的那样，在经过几天的呼吸练习之后，肚子就会"神奇地"变平不少。无须刻苦运动，无须控制饮食，轻轻松松就能减掉最难减的肥肉。而一般的运动锻炼，虽然能减肥，但是最难减的肚子、腿依然不见效果。因此，只要顺着改善身体结构这个方向走，瘦肚子，瘦腿都是非常简单的事情。

而如今已经很少人是单纯的肥胖，比脂肪堆积更严重的是体态不良的问题。圆肩显胖，驼背显矮，探颈像鸡首，盆骨前倾显肚大，盆骨后倾屁股塌。生活中最为常见的圆肩、驼背、探颈、骨盆前倾或后倾，都是最影响人气质和体型的不良体态。

这样的体态不仅不好看，久而久之，还会对颈椎、脊柱、关节及其周围的肌肉造成很大的伤害。很多颈部、后背、腰部、膝盖的莫名疼痛，都与不良体态有关。哪怕平时没有疼痛，在运动时也更容易受伤。

然而，大家都在用不正确的方式矫正身体的问题，或者采用治标不治本的吃药、理疗等方法，或者采用加强疼痛处肌肉力量的方式。但实际上强化特定肌肉的运动、强化肌肉力量的运动，运动几处特定的肌肉，都可能会使问题恶化。因为受伤、生病、恐惧、压力、长时间重复相同的作业，及文化习俗，都能使我们进入各种绷紧肌肉的模式，从而干扰身体的协调。所以吃药、跑步、举重、推拿按摩等方式，都无法改变我们有害的习惯性动作，不能治好驼背或其他身体问题。

想要有一个好身材，在与脂肪苦苦斗争之前，先纠正不良体态，才是最佳办法，而且效果也会立竿见影。

一、理想体态与筋膜

体态，是指身体的姿势和形态，包含站、坐、卧、行等生活和运动中的各种身体形态变化。一个拥有良好体态的人，不仅外表看起来挺拔，气质优雅，而且心态一般也很积极阳光。

值得一提的是，良好的体态并不是"用力站直"就好，用力站直的人往往很僵硬，也会感觉很累，难以持久。因为在理想的站姿下，身体不是靠绷紧肌肉用力固定各个部位的位置，而是透过一套柔韧拉伸的动态系统来维持，不仅轻松，还能自由做动作。

这套柔韧拉伸的动态系统，就是遍布全身上下的筋膜。筋膜是一种包裹着肌肉、骨骼、关节，为身体提供保护和支撑的特殊结缔组织层。它是近十年来运动科学的研究重点和热点，越来越多的研究表明，保持筋膜弹性对于提高运动表现、改善身体健康、减肥塑形和调节精神与情绪，起着至关重要的作用。

（一）西方筋膜理论

到底什么是筋膜？筋膜又在我们人体起着何种特殊的作用呢？

筋膜是人体的基础结构，遍布整个身体，深浅不一的筋膜在不同部位进行交织，形成强大的网状系统，向上连接头部形成头部的帽状腱膜，向下连接着足底形成了足底筋膜，向内又连接着我们的各个脏腑器官，形成了不同的内脏筋膜。人体有600多块肌肉，这600多块肌肉都被装进了筋膜网成的600多个口袋，而不同肌肉之间，又被浅层筋膜和深层筋膜分割开来。原先言必称肌肉，筋膜如此重要却无人问津。随着人体科学的发展，如今筋膜正在逐渐改变人们对身体、肌肉和运动的认知。

筋膜不仅塑造了身体内部和外部的形状，也为身体所有其他系统提供支架结构，如血液循环、神经系统和淋巴系统等都离不开筋膜。因此，筋膜也被认为是软组织的"骨架"。筋膜在身体里发挥着以下几个重要功能。

1. 塑形作用

筋膜可以使身体维持一定形状，并将各部分固定在一定范围内。没有筋膜，身体就会垮掉。

2. 限制作用

筋膜包裹肌肉，为肌肉提供牢固的界限，从而增加肌肉强度。

3. 包容和分隔作用

筋膜包容并引导体液，使各项体液循环遵循固定有序的路线，互不干扰。

4. 为分支系统提供内部结构

循环系统、淋巴系统和神经系统，都由筋膜支撑。

5. 修复结缔组织

筋膜帮助修复损伤的结缔组织，如肌腱、韧带并形成疤痕组织。

与体态和运动相关的筋膜，主要是肌筋膜。这是一类包绕肌肉组织的深层筋膜。健康的肌筋膜可以承受相当程度的压力和牵张力，也可以使肌肉放松。肌肉的功能是通过主动缩短，或者收缩以带动骨骼运动，而它的拉长则是被动的。因为肌肉被包裹着它的筋膜所约束，当肌肉长期收缩时，相应的筋膜也会收缩变化。被压缩的筋膜所形成的软外壳限制了肌肉的扩展，因此使被压缩的肌肉维持被压缩的状态。筋膜与肌肉虽然一体共生，但两者的特点大不相同。单纯改变肌肉，并不能改变筋膜。这就是再怎么放松、拉伸肌肉，肌肉也会持续紧张的原因！

此外，由于筋膜具有修复功能，它在修复损伤部位时会在本应保持游离的结构间形成粘连，随着软骨的沉积、肌肉内部结构会发生改变，从而改变关节位置、引起不良体态，甚至导致疼痛和运动受限。

因为筋膜变硬、紧缩而引发的疼痛、发炎等后续问题，一般统称为筋膜损伤。哪些因素会导致筋膜损伤呢？因素很多，如急性损伤或创伤、持续疲劳运动、长期睡眠不足、习惯性不良姿势，风湿、类风湿、强直性脊柱炎，甚至外感风寒等疾病都会导致筋膜损伤。

在我们的工作实践中，常常遇到一些腰背痛或膝腿痛几年甚至十几年的人，经过多方系统治疗，均无明显好转。经检查发现，患者腰部生理曲度变直或轻度驼背，背腰部皮肤和肌肉弹性增高，甚至连同患侧臀部的皮肤和肌肉弹性增高，触之可有一个或多个硬结和硬块、压痛及放射痛，这就是大面积筋膜损伤发炎的临床特征。这类患者，往往同时合并有颈椎或腰椎间盘突出，使病情更加复杂化。临床上有相当一部分腰椎间盘突出症的病例经手术切除后，症状缓解不明显或根本无缓解，基本都属于这一范畴。

很多久治不愈的肩颈疼痛、颈椎病，往往也是这些部位的深层筋膜损伤发炎所致，如脊椎骨旁、深层肌肉背面等位置的损伤和硬化。临床上在体表一般触摸不出有硬结，只是在重按时才似乎有硬结存在，这些需要临床经验丰富的医生才能作出判断。

这些久治不愈的筋膜损伤基本都能从日常生活中寻到根源，除了寻求有丰富治疗经验的医生帮助外，最重要的还是本人要注意改变生活习惯，避免出现以下不良因素，否则神医也很难妙手回春。

(1) 寒冷地区、寒冷季节、冷风侵袭，引起腰背血液循环发生改变，血管收缩、缺血、瘀血及水肿。

(2) 在潮湿环境中，因皮肤代谢功能失调，特别是排汗功能降低，引起皮下及筋膜处血液流速减缓，从而导致微血管充血、瘀血、渗出。

(3) 由于各种慢性劳损性因素，反复作用于腰背部，导致腰背部软组织张力增高，出现微小的撕裂样损伤。

(4) 精神长期处于紧张状态，工作姿势单一持久。

(5) 风湿、痛风，或被某些病毒感染。

(6) 长期处在空调环境从事单一姿势的工作。

总之，水能载舟，亦能覆舟。筋膜虽然赋予身体巨大的可能性，但如果我们不善待身体，筋膜就会变成伤害我们的坏蛋。

（二）中医经络理论

说到经络，很多人的认知还停留在"打通任督二脉""奇经八脉""六脉神剑"等武侠概念上。在武侠小说里，让人知道了经络的神奇与重要意义，但凡绝世神功，一定要打通非常难打通的经络，一旦打通，就会爆发出非常强大的杀伤力。实际上，这些概念的塑造，反而让经络显得虚无缥缈。

中医理论里，所谓经络，是经脉和络脉的总称。针灸、艾灸、拔罐、刮痧、推拿，以及中药等中医疗法，都是以经络理论为基础。虽然中医疗法流传数千年，效果也是有目共睹的，但经络至今仍未被主流西医和现代科学所认可。所以很多不太了解中医的人认为，经络是子虚乌有，因为人体找不到对应的结构或物质。其实，经络是一个概念，不是结构也不是物质，就像空间。试问，谁能把空间找出来给大家看到？但是，空间是真实存在的。经络就是人体的空间，是气血在身体内运转的通道，始终维持固定的线路，但也会随着人体变化而变化。古人发现了这一点，提出了经络理论。

打个比方，经络就是河道。在经络中运行的气血，就是河里的能量和水，水里有无数种物质，所以应该把气血理解为体内参与生命活动的能量和所有物质，而不仅仅是氧气和血液。穴位，就是经络线路上的关键点。就像一条河，在不同的地方会有不同的特点。

中医把人体之气分为先天之气和后天之气，先天之气就是与生俱来的元气，后天之气就是呼吸的空气和饮食产生的气。其中先天之气走奇经八脉，后天之气走十二正经。奇经八脉主要在躯干，十二正经主要在手足。所有经络都分阴阳两种属性，阳经一般在人体背面，阴经在人体正面。

奇经八脉最重要的是任督二脉，因为这两脉分别统领一身的阴脉和阳脉。"打通任督二脉"，就是全身的经络都通了，据说有返老还童、延年益寿的效果，这是多少人都梦寐以求的境界。至于是不是，我们就留点悬念吧，有兴趣的朋友可以去探索一番。

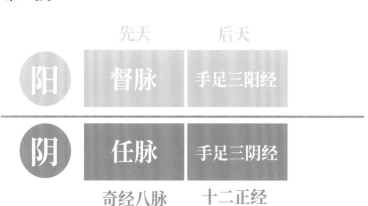

十二正经，有几个区分方式。

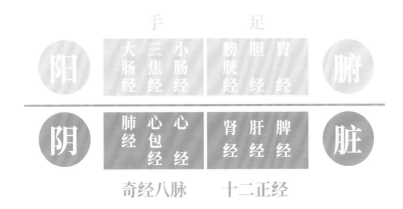

手足上下是阴阳一对，我们听得最多的就是"肝胆""心肠"和"脾胃"。脏是阴，腑是阳，腑是内部空虚的器官，脏是内部实的器官。这样就很容易记忆了。中医理论讲，脏腑互为表里，意思就是一个在外面能直接碰到，一个在里面没有过"表兄弟"那关，谁都碰不到。

手足又是一对，一个走手，一个走脚，属性相同。比如，手上的心经对应脚上的肾经，就是"心肾相交"。如果加上中医的五行学说，心属火，肾属水，就会"水火相济"，就涉及了中医养生的内容。

中国的经络理念及针灸传到西方国家之后，很多西方的医生在觉得很神奇的基础上，逐渐怀着一颗科学探索的心不断地去深入学习认知，在认知中又不断地去实践提升，逐渐掌握了其中的奥秘，并运用到治疗中，取得了很好的疗效反馈。而且，随着现代医学对人体筋膜不断深入研究，得出了很多非常重要的认知，其中筋膜链理论就是一种被主流医学认可的对人体结构的认知体系。让人觉得既惊喜又神奇的是，筋膜链竟然和中医的经络路线有非常多的重合或相似之处。所以，有人认为西方的筋膜链理论肯定参考了中医的经络理论。

以上关于经络的简述，对于完全没有医学基础的人而言，可能会有些难以理解。但我们还是希望给大家提供一个中医的视角，以便对筋膜有更全面的认识。

二、不良体态的形成原因

正因筋膜具有如此巨大的可塑性和易变性，所谓"牵一发而动全身"，每个人才形成了独具个人特色的体态。筋膜以"随风潜入夜，润物细无声"的方式改变我们的身体，所以我们很难及时做出应对，等到发现或者醒悟时，体态不良的问题已比较严重了。

就像学习如何拿笔写字。一旦你学会如何写字，你可以决定要不要写，却很难再以不同的方式写。现在你只要提起笔，你不会多想怎么写，也不必多思考如何拿笔。如果你试图改变拿笔写字的方式，就会感觉哪里不对，很快就会回到原本的拿笔方式，因为新的书写方式跟习惯起了冲突。

如果你总是弯腰驼背，久而久之身体和大脑就会相信"这是我该有的姿势"。虽然弯腰驼背的姿势正在伤害脊椎，也一直有人提醒你改正，但是你依然改变不了弯腰驼背，因为你习惯了。

每个人可能都有驼背、高低肩、骨盆前倾、头前伸等毛病，似乎大家都差不多。实际上，我们的姿势习惯都很独特，像笔迹一样难以模仿。看看街上熙来攘往的人群，走路方式一样吗？从某种特殊的驼背或臀部摆动的方式，你就能认出朋友吗？大部分人走路姿势的异常程度，取决于筋膜紧张僵硬的程度和错误使用身体的方式。

(一) 认识误区

每个人都有自己独一无二的体态，就像每个人都有五官，但拼凑到一起却是完全不同的相貌一样。与相貌不同，不良体态与先天遗传没有关系，而是由后天的行为习惯塑造的。

认为体态与遗传有关的误解，可能是因为本人的体型、体态像极了父母或者祖父母，甚至是姑妈、姨妈。如果与遗传相关，那么整个家族的体态都应该十分相似，实际上我们接触过的案例并不存在这种情况。真实的原因，主要是后天模仿，比如小孩模仿大人或者流行的饮食方式、走路方式、站立姿势等。但也有一些先天发育不良或者变异的人，造成体态与正常人存在较大差别，这种情况就不能归入体态不良的范畴。

值得一提的是，我们在工作中遇到很多X型腿、O型腿等问题的小孩，基本不是先天遗传的，而是由于在学走路的过程中，因为家长过分着急，使用某些工具或者方法，使得小孩缺乏充分的翻滚、爬行或站立等锻炼而导致的。这点务必引起各位家长的重视，不可漠视人体生长发育的客观规律，顺其自然才是对孩子最好的，以免抱憾终身。

年龄也是一个容易让人误解的因素。以前我们如果看到一个人的背影挺拔，就会认为那是个年轻人，如果一个人驼背探头，我们就会认为他是上了年纪的人。虽然刚出生的小孩子和成年人的筋膜状态不一样，年轻人和老年人的筋膜状态也不一样，但正因如此，小孩子的体态更加容易产生不良的改变，可塑性很强。现在的小孩子才几岁，可能就有腰椎间盘突出的问题了。

原来条件不好的时候，会因为营养缺乏导致的体态不良，比如佝偻病，但现在基本不存在这个问题了。可以说，我们不缺营养，缺的是科学认知。

(二) 造成体态不良的主要因素

总体来说，有四个主要因素造成体态不良。这些原因甚至还能影响颜值。其中最大的原因，就是日常不良的生活习惯，甚至可以说是罪魁祸首都不为过。

1. 日常习惯

以下列举一些常见的不良生活习惯，进行说明。

- 单侧咀嚼：常年使用单侧咬肌咀嚼形成面部不对称，包括下颌骨偏歪、鼻头偏歪、大小眼、两侧颧骨一宽一窄等。

- 单侧托腮：在发育期长期托腮造成骨骼发育不对称，下颌偏歪。

- 长期吃耐咀嚼的硬食物：这会造成咬肌发达，下颌宽大，例如经常嚼槟榔、口香糖的。

- 趴在桌子上睡觉：以下颌或者颧弓为着力点，会影响面部的对称性。

- 不良站姿：导致身体歪斜，面部也会随之变得不对称，一般表现不明显。

- 单肩背包：手臂本身长短没有变化，而肩和手同时都比另一侧偏上，由于肌肉的牵拉，连带胸也比另一侧偏上。一般不是很严重的话，胸的上下差别并不明显。

- 坐姿偏向一边：一般多见于学生上课趴在桌子上偏向一边，坐带扶手的椅子一直歪向一侧，和常坐沙发的一侧。

- 盘腿：骨盆会被拉宽、胯部变宽、腿型外旋。这种坐姿短时间一般影响不大，不用担心，而且骨盆因为习惯变宽也是有限度的。

- 跷二郎腿：骨盆不正，然后才是脊柱的问题（一般呈 S 型），接下来是肩，严重程度一般也是递减的。

- 单腿承重站立：造成身体向一侧偏歪。

- 走路站立小腿外侧用力较多：膝盖内旋、小腿外侧肌肉较发达、小腿往两侧弯曲。

- 抱臂：这个多见于少女发育时期，刚开始发育比较害羞，这个姿势容易形成含胸驼背。

- 低头：颈椎曲度变直、大椎突出、富贵包等。

- 穿高跟鞋：过高的鞋跟会导致足部与腿部的受力失衡，进而影响全身。

2. 锻炼不当

规律的运动确实有助于保持身体健康和良好的体态，但我们却常常见到因为锻炼不当而受伤，甚至导致关节受损的人。比如，去健身房做深蹲负重练习的人，往往因为选择超过自己能力的重量进行练习，不可避免因为重量过大而压住颈部，导致整个头颈部向前探，最终形成驼背、头前伸的体态。接下来，我们将从全新的角度，以最常见的跑步、力量训练和步行为例，根据筋膜理论和实践，诠释不当锻炼的后果。

1) 跑步

网上非常流行跑步伤膝盖、伤哪里的说法，但其实不太准确。跑步，有非常好的健身效果，既能锻炼有氧能力，又能锻炼肌肉和筋膜，它的上限非常高，关键在于谁做、怎么做。一般来说，跑步更适合二十四岁以下的年轻人，如果想锻炼有氧能力，那么这个年龄下都是最好的时期。当然，也不是说年纪大了就不能跑步，喜欢是一个方面，但最重要的还是要适合自己。

跑步是一种自然的运动，人天生就会跑。跑步对身体的刺激也是全面的。跑步过程中不需要锁紧哪里的关节或者绷紧肌肉，跑起来的时候你不需要想着用哪里的肌肉发力，这些都是后台干的事情。但现在跑步的人已经不具备最初的"自然运动"了，我们的身体早已被现代商业社会改造得面目全非了，平时我们过的生活和在草原奔跑的原始人根本不一样，甚至和三十年前的人都大不相同。

以前的人，每天是要劳动或走动的，我们现在呢？基本上不怎么劳动了，走动也少了，每天坐着的时间是最多的。不仅如此，还有长时间对着电子产品，整个人的筋膜都紧张僵硬得不行。人一旦僵硬了，身体失去了弹性，动作就不协调了。

人为什么要有弹性？因为每跑一步，地面都会对人体有反作用力，如果筋膜有足够的弹性，那就可以把反作用力吸收、化解掉。如果不能化解，那么这个力就会对关节和肌肉造成伤害。力卡在膝盖，就伤膝盖；卡在腰，那就伤腰；卡在脖子，就伤脖子。这并不是跑多少或者怎么跑的问题，如果你的身体已经僵硬，那么跑步就会对它造成伤害。当然，跑得越多伤害就越明显，体重越大伤得就越重。如果你的身体是灵活有弹性的，那么就可以自如地应对来自地面的挑战，怎么跑都不受伤。

跑步的另一个问题，在于姿势。很多跑步专家都强调要收紧核心，抬起大腿，适当摆臂，以及脚掌怎么落地等。这些建议都很好，但已经是亡羊补牢了。因为人自然的完美运转的那套筋膜系统失灵了，所以才退而求其次。

进行跑步姿势训练有时效果是好的，有时却很坏，因为每个人的身体都不一样。实际上，我们应该根据每一步的反馈来调整自己的身体，而不是始终保持一个"正确"的姿势。哪怕姿势对了，我们依然会不由自主地沿用错误的习惯。比如甩腿，走路外八字的人，跑步的时候，就会同样以外八字的方式挪动自己的腿。脖子前伸的人，跑步时会锁紧自己的颈椎，使得颈椎很容易受到来自地面的冲击力。但是跑步的人不会察觉这些细节，反而觉得自己跑得相当潇洒，并不知道关节正在受伤，或者自己的腿正在悄悄变粗。所以，很多人跑步的方式，都在悄悄地伤害自己。

但还是有很多完美的跑者，他们的个子非常小——全身放松，每一步都充分运用了足弓的弹性，全脚掌落地，随后弹出地面飞向空中，摆臂完美，呼吸流畅，一气呵成，你见不到任何多余的动作。这些跑者，就是刚刚学会奔跑的孩童。他们还没有受到太多不良动作的影响，没有人为意识的干扰，也没有后天错误的动作习惯，筋膜具有完美的弹性。他们不是在跑步，而是以自然的方式使用身体。

遗憾的是，现在这样的孩子越来越少了。他们不爱跑了，更喜欢电子产品，或者大人不让他们跑了。甚至，在此之前，为了让他们早点开始走路，特意用工具或者方法，干扰自然的发育过程。有很多家长都以孩子早走路为荣，殊不知这反而害了孩子。这真的是输在了起跑线上。走路之前，要先爬够，这个过程不能少。宝妈们，可千万记住了，不要让自己抱憾终生。

同样，成年人重新开始跑步锻炼之前，要先养成走路的习惯。如果你走得歪歪斜斜，那么跑步就一定会有伤害，而这无关跑多少或者体重的问题。跑步的量或体重，只是决定问题爆发的程度和时间而已。

总之，跑步虽然是一项简单也很好的运动，但应该先评估自身的身体状况再开始。根据我们的经验，多数人都不适合跑步减肥，更适合走路锻炼，尤其是超重很厉害、久不锻炼的人。最起码，也先走一段时间让身体适应了，再开始跑步，从少到多地增加锻炼量。

2) 力量训练

力量训练很流行，可以很好地塑造强壮的形体和肌肉线条。但从对身体的综合影响和协调发展来说，不当进行或者偏重力量训练会让人体的筋膜张力失衡，从而产生体态和健康问题。

我们的身体，真正的力量来源并不是肌肉，而是像蜘蛛侠的网一样坚韧而且具有高弹性的筋膜，同时拥有超强的力量和超快的速度。说起力量与速度就不得不提到李小龙。单纯从肌肉块头来说，他相当瘦小，但他经常打败比他高大、强壮的对手。他的六寸拳，甚至可以把一个成年男子击出数米远。李小龙说："为了产生强大的力量，首先你必须完全放松，聚集你的力量，然后集中你的意念和所有的力量去攻击你的目标。"

另外小孩如果闹别扭，或者一只二三十斤的小狗发起狂来，成年人都制不住。这一切都令人匪夷所思，看起来如此弱小的小孩和小狗，怎么可能有那么大的力量呢？

无论是李小龙、小孩，或者小狗都拥有一个共同的特点，当然不是"小"，而是放松和柔软，因此便能充分发挥出人体筋膜的力量，这才是真正的力量。但是，力量训练改变了人体筋膜本来的面目。所有的力量训练，都必须绷紧身体，以便实现某个固定的动作轨迹。比如举哑铃，就必须锁紧肩部和腰部，否则无法顺利完成动作。但现实生活中，我们并不这么使用自己的身体，所以力量训练虽然强化了肌肉，但也可能给筋膜带来负面影响。

如果肌肉块头膨胀得过分了，那么筋膜的弹性空间都会消失，整个身体会变得僵硬，甚至背都驼了。你很少看到一个灵活的大块头，相反，他们走路的样子可能十分像机器人，腿外八，身体很不协调。哪怕肌肉没有过分膨胀，长期的力量训练也会潜移默化地改变全身筋膜的张力，使局部变得过分紧张，身体前后、左右，甚至里外的张力不平衡，最终改变体态。

通常情况下，紧张的部分会在腰胯，或者身体末端。长期进行大量、高频率力量训练的人，他们的腰胯往往是不能动的，意思是单独用腰来运动。正常情况下，腰是可以360度旋转的，以腰带胯，同时背部与臀部不需要发力，就像肚皮舞的那种扭动。如果是身体末端紧张，比如手部筋膜紧张的人，平举双手就会特别酸疼，坚持不了一两分钟，但是正常情况下，应该还可以轻松地向上翘起手掌；如果是脚掌筋膜紧张，所谓人老先老脚，末端循环和血液回流必定十分差。所以，这种人虽然看起来很强壮，但应该是经常会手脚冰冷的那类人，反而是很怕冷的。

过度的力量训练，还会影响呼吸。因为为了完成力量训练的动作，需要憋气，尤其重量过大的，否则就很难有足够的力量持续、稳定地动作。憋气会造成大脑短暂缺氧，很多不熟悉的新手都会在练习中感到头晕。而且，正常呼吸节奏被打乱了，憋气会造成胸腔的压力突然增大，导致小部分应该排出去的气滞留在胸口这里。所以，长期力量训练的人往往有胸闷甚至心口疼的不畅快感。通俗地说，就是憋出了内伤，我们确实碰到过不少因此来寻求帮助的人。

3）步行

走路不需要任何健身器材，也没有场地限制，简便易行。

因此，走路被世界卫生组织认定为"最好的运动"。而许多医生和媒体都建议，体重大的人不要跑步，只需要每天走一万步，就是减肥的好办法。但是，很多人每天坚持走一万步，看着微信运动的步数越来越多，体重还是不掉。尤其是女性，本想减肥，不瘦就算了，腿还越走越粗。还有，不少人因为沉迷"走路健康、走路减肥"的说法，反而走出了腰疼、膝盖痛、脚踝痛，甚至有媒体报道过有老人把骨头给走折了。为什么热衷走路，强度也不大，反而赔了夫人又折兵？

绝大多数专家对此的分析，都认为错误的走路姿势应该背最大的锅，然后顺理成章地抛出"正确的走路姿势"。但是，所谓"正确的走路姿势"，其实没人走得了。因为你虽然知道哪个姿势是正确的，但你完全无法控制自己的外八字或者内八字的走路习惯。你也不清楚，当你抬起脚之后，到落地的中间，其实脚掌已经往外多余地甩了一次，又甩了回来。

这是多么诡异的一件事，但是你竟然毫无察觉。还不仅仅这样：你的脚掌落地是以脚跟、脚外侧或者内侧着地，而不是以最佳的全脚掌落地的方式缓冲；你的膝盖在蹬地时绷得紧紧的，这会让膝盖直接承受来自地面的反作用力；你本该提供主要动力的臀部肌肉，此刻却只提供微弱的支撑，甚至完全罢工；你的整个腰背部都非常紧张，一点儿都不放松；你的手臂要么甩得过分用力，要么就是基本不甩……

从背后拍一个慢动作的视频，你就会发现自己走路的姿势是多么的丑！但你可能一直以为走路都是多么地带风、优雅……你一定很想改掉，对吧？昂首挺胸、收紧腹部、大步流星，但是你一定也会发现非常累、非常别扭。而且，你居然连小小的外八字都控制不了！你本以为控制不了自己的身材，就无法控制自己的人生，没想到别说身材了，连脚踝都控制不了！

不要太伤心，因为你不是唯一一个这么糗的人。应该说，几乎所有人都是这样的，用一种难以撼动的模式在走路。这种独特的走路模式，随之也形成了我们每个人都不相同的身体运用方式和不同的身体结构。比如外八字走路的方式，会让外侧肌肉相对内侧肌肉使用更多，因此前者也更发达或更累。

如果你走路用上了臀部的力量，那么就会收获一个有弹性的翘臀；如果你的臀部休眠了，那么就会收获一个扁、平、塌、外扩并且松软无力的屁股，还有很粗的大腿或小腿、疼痛的小腿、膝盖磨损、酸痛的腰部、紧张的背部等。

由于这种身体上的力学不均衡，导致身体结构发生了相应的变化。很多人都有膝超伸、骨盆前倾、驼背、头前倾、高低肩等问题，这与自己习惯的走路方式有着非常大的关系。这些问题不是与生俱来的，因为我们出生时身体结构就很完美，随着生长与不正确的运动方式日积月累地导致这种结果。

这都是筋膜日积月累的功劳！

因为走路不需要思考，每个人在多年的生活习惯中，就形成了具有独特个性的步态。虽然天天都在走，我们却不知道错误的走路方式给身体造成了什么危害。例如，最危险的走路/跑步方式，是以单只脚跟着地，这样会造成膝盖、腰部以及脖子的不适，并伴随晕眩、头痛以及肩颈痛等自律神经失调的症状。有人遛狗散步，时常处于狗牵拉人行走的状态，变成狗遛人。为了不让狗跑太快，身体重心必须向后倒，以脚跟刹车着地的方式走路，持续几个月后，身体就发生了改变。

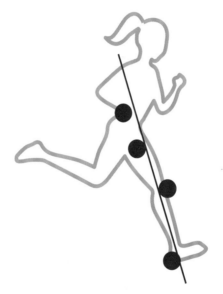

不良跑姿（脚跟着地）

3. 情绪不良

体态与心态有着密不可分的联系。体态影响心态，同时，心态也能塑造体态。

比如，胸大的女性一般伴随有圆肩驼背头前引的体态。这可能是因为步入青春期之后，女性胸部发育、乳房逐渐变得坚挺丰满。有些少女由于一时无法接受这种生理变化，害怕在别人面前展露发育中的胸部线条，于是刻意做出含胸、弓背等动作掩饰。自卑的心态自然就会造成其含胸的体态，利用含胸的姿势避免受到关注，以此来保护自己，久而久之，就形成了含胸驼背低头的习惯。即使成年之后不再因为胸大而自卑，身体还是存在着记忆，最终形成了含胸驼背的体态。

如果一个孩子因为被人欺负，开始像龙虾一样蜷缩身体，形成暂时的保护性体态，他就会开始感到抑郁，对很多事情失去兴趣。一旦进入这种状态，他就更容易沦为同学欺负和排斥的对象。即使搬家转学，他的身体仍旧蜷缩，因为他还是背负着之前的心理包袱。而新的同学，看到他这种样子，还是会以同样的方式对待他。久而久之，这个暂时的保护性体态就会变成永久的体态，抑郁也会变成性格中难以改变的一部分。

驼背耸肩，其实不止是一种体态，更是一种心理状态，你下意识地在保护自己脆弱的身体正面，其实是你向别人发出信号，"我不是一个威胁，你才是主导者"，而别人也会对这样的信号做出反应，相应地决定对待你的方式。相反，你挺立的身姿、打开肩膀，虽然是一个容易受伤的姿态，但与此同时也说明你是自信的。你发出的信号是"我有自信可以面对任何冲着我来的威胁和挑战"。

　　我们接触过一位40岁出头的女士。虽然母亲多年来反复提醒她注意，但她还是习惯性地弓背塌腰，哪怕坚持锻炼和健康饮食，并遵循健康生活方式，但身体仍然有各种不适，心情也是阴晴不定。她花了很多钱吃各种保健品，看医生都未见效，直到改善体态之后，健康状况和心情才有了明显不同。她不仅头痛发作的频率减少，消化不良和便秘也有了显著的改善，过去总是皱着的眉头也舒展了。

　　当我们感觉到肩膀上担负着生活的重担时，会不自觉地弓背塌腰；反之，当我们挺胸站直或坐正时，整个人会感觉更好。我们的胸部打开了，呼吸更深。当我们挺直脊背时，内脏被往上提，我们感觉更轻松和快乐。如果你站直，步态挺拔，你不仅看起来更好，心理感觉也更好。

4. 错误的呼吸

　　呼吸短浅是现代人的一个通病，是百病之长，也是万恶之源。呼吸不顺畅，会造成很多方面的疾病，表现出精神不振、困乏、胸闷气短等亚健康状态。呼吸可分为两种：胸式呼吸主要是依靠肋间肌的收缩来带动胸廓，从而牵动肺部而进行的呼吸；腹式呼吸以膈肌的上下运动来扩大和缩小胸腔为主，肋间肌运动为辅而进行的呼吸。

　　而现代人短浅的呼吸，一般都是胸式呼吸：吸气时胸腔上提扩张，呼气时胸腔向下收缩。怎么判断自己是不是胸式呼吸？

现在请深吸一口气，观察：

- 锁骨是否上下活动。
- 是否出现耸肩。
- 上胸部是否向上提升。

如果是，就是典型的胸式呼吸。但胸式呼吸也不全是坏事，它可以让我们快速地集中精神和注意力，也能让空气更加迅速地进出体内。除了需要快速集中精神和注意力的场合，腹式呼吸相较胸式呼吸的优势更明显。

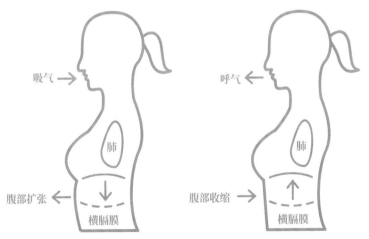

腹式呼吸

胸式呼吸时肺活量小，只有肺的上半部肺泡在工作，占全肺五分之四的中下肺叶的肺泡却处于"休息"状态。中下肺叶长期不用，容易老化，使得呼吸功能差，肺活量下降，无法满足组织器官对氧的需求，身体机能将大打折扣。

腹式呼吸时，膈肌上下活动范围加大，胸腔容积得到最大范围的扩展和回缩，最大限度地利用了肺组织，使中下肺叶的肺泡在换气过程中得到健康的锻炼，从而提高肺活量，获得充足的氧气，使人精力充沛。腹式呼吸，可使腹肌得到有效的锻炼，消除堆积在腹部皮下的脂肪，促进胃肠道的蠕动，加快肠道内粪便和毒素的排出，对习惯性便秘、痔疮等问题都能起到改善的作用。腹式呼吸时的腹部运动，还能改善盆腔内的血液循环，提升生殖系统的健康水平。

正常情况下，腹式呼吸会让膈肌(或称横膈膜)和盆底肌(红色)如图A那样的方向来回运动，周围的肌肉也会对脊柱形成良好的固定和支撑作用，维持良好的体态。

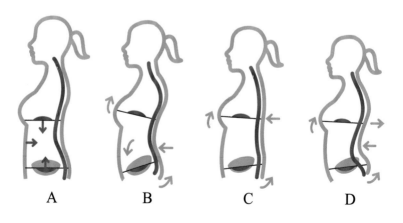

A   B   C   D

图A. 红色部分代表膈肌和骨盆的盆底肌的正常生理位置，它们应该是水平且相互平行的。黄色部分代表正确的肌肉活动方向，横膈膜向下、骨盆向上，前面和侧面的腹肌向内运动提供足够的腹内压，从而保持脊柱的正常生理位置。

图B. 膈肌与盆底肌不再水平，而是倾斜。黑色箭头部分，代表胸腔和骨盆不正常的肌肉活动。很明显，肚子明显比图A突出，腰椎往前凸、生理曲度加大，这就是俗称的骨盆前倾。

图C. 胸椎往前拉，背部正常的生理曲度变小，俗称军姿背。

图D. 很明显同时有肚子凸、驼背、脖子前倾和骨盆前倾的问题。

在长期的胸式呼吸下，筋膜张力发生变化，导致肩胸部肌肉过度劳损，让膈肌和盆底肌的运动方向缓慢发生改变，导致脊柱和骨盆位置发生改变，最终产生驼背、骨盆前倾等体态问题。影响是连锁的，肌肉拉力也会开始重新调整。很多人有肌肉紧绷甚至腰背部疼痛的问题，都与此息息相关。

除了胸式呼吸，口呼吸其实也能造成体态不良。当我们用嘴巴呼吸的时候，为了让气管吸气更加通畅，脖子会往前探，慢慢就形成了头前引的体态，还会造成五官发育异常。

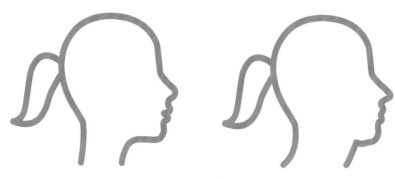

口呼吸

这种用口呼吸的人，普遍也会存在头前倾、驼背含胸的体态，继而导致各种颈椎与背部问题。

长期错误的呼吸除了影响颜值和身材气质外，更会导致以下各种身体问题。

1 核心稳定性以及运动时的动作质量变差。

2 神经、肌肉的紧张。

3 额外的精神压力和不良情绪。

4 长期颈肩痛、腰背痛。

小小的呼吸，影响其实非常大，值得引起注意。

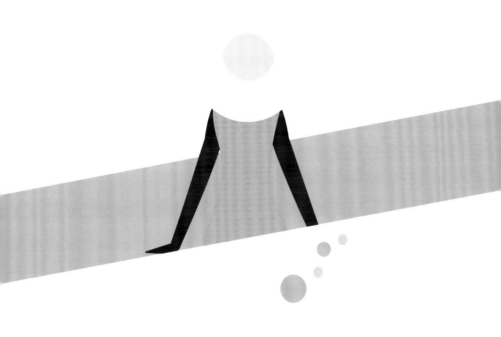

第二章

矫正不良体态的准备

一、不要保持固定姿势超过 45 分钟

体态不良的问题，主要不是由于玩手机或者其他不良的习惯导致的，而是我们长期保持一个固定姿势惹的祸。因为人是动物，所有的一切生理机能都是为了让我们动起来。如果我们太久不动了，那么身体就会发生不好的变化——它会逐渐变得紧张、僵硬，不灵活，尤其是关节。

很多人的关节都会莫名其妙地响，膝盖、脖子、腰、肩膀，一动就有咔咔声，莫名其妙的吓人，不疼也不肿，什么症状都没有，尤其是以前从来没响过的。大家都以为骨头、关节出了问题，但是去看医生，做各种检查，可能都不会发现有问题。这种响声被医生们称为"生理性弹响"。我们在给患者做关节复位的时候，多数人都会发出咔嚓的响声，有的响声大、有的响声小。我们认为所有的关节响声，本质上都是一样的，就是肌腱硬生生滑过关节时发出的声音。

筋膜紧张才是关节响的原因，它越紧张，响的声音越大。很久没有活动身体的人，筋膜会越来越紧张，绷紧到一定程度。这就像琴弦，琴弦越紧，响声就越大，而拨弦就越费力。活动的时候，拨动了肌腱，然后就响起来了，同时会把筋膜的

张力释放掉。其实响声是由紧绷的筋膜发出的，和骨头本身没有任何关系。关节响的问题不大，只是身体提醒你需要起来活动身体罢了。

筋膜的张力及时释放掉就没事，但是很多人听到响声还是不动起来，或者不怎么动。研究发现，保持静止不动的筋膜在45分钟之后就会开始紧绷、收缩。也就是说，在长达数个小时静止不动之后，紧绷的筋膜将积累相当大的张力，给关节施加很大的作用力。日复一日，年复一年，就像橡皮筋有极限一样，我们身体柔软的部分(包括筋膜、肌肉、韧带)在变化到一定程度之后，硬的部分(骨头、关节)就会被牵扯移动，形成新的身体结构。表现在体态上面，就是溜肩、头前伸、骨盆前倾、驼背等。除了骨头、关节移位之外，还有肌肉、筋膜等软组织的变化，从而改变周围血管、淋巴管和神经的运行通道。骨头移位、软组织变化、运行通道变化，这三者相互影响，如果置之不理，情况就会越来越糟糕。筋膜僵硬、关节移位了之后，就有几个不好的结果：一是身体没那么灵活了；二是可能导致关节受力不好；三是血液、体液等体内循环变差了。

假如这种趋势继续发展，关节的半柔软部分就会受到磨损、挤压。如椎间盘会突出，软骨会磨耗，开始产生疼痛的感觉，要是压迫到神经甚至会有麻烦的神经症状，很多人最后不得不因此而在脊椎或膝盖上动刀子。其实，绝大多数人根本不必走到最后一步，只要及时浪子回头，毕竟，我们的身体一直在磨损，但也一直在修复。

再回过头来看前面那些不良因素，共同点都是长时间保持一个不良姿势。产生问题的关键在于时间，而不是姿势。不管是玩手机还是坐在电脑前工作，如果每低头20分钟，就起来活动2分钟，哪怕姿势再不良，其实也没有多大关系，因为活动之后筋膜的紧张就会被释放掉，不会产生多余的张力。最长不能保持固定姿势超过45分钟，这是身体开始变僵硬的重要时间点，学校的一节课设计45分钟就是这个道理。不过，因为已经有问题了，所以这个时间可能得进一步缩短到30分钟，甚至20分钟，才能让事情往好的方向转变。这也意味着，低头玩手机，低头干啥事都没问题，只是时间必须控制好，别沉迷。

如果不先把窟窿补上，那么谈矫正不良体态、解决疼痛问题，一点儿意义都没有。关节响，是身体在提醒你，要改正，得引起重视！解决的办法也简单，就是多动，不要老是维持一个固定的姿势。哪怕必须连续坐几个小时开会，也可以在桌子底下屈伸一下膝盖，或去上个厕所什么的。久坐期间身体受到的伤害，无法通过之后的运动进行弥补。所以，你去做剧烈的运动，下班了才去跑步，都没用，反而伤关节、伤身体，最好就是上班期间每个小时起来活动五分钟，哪怕只是走一走、甩一甩手脚都行。

二、日常姿势改善

体态好与不好，和日常姿势息息相关。但不用刻意在乎错误姿势，因为你已经习惯了这些姿势很多年，筋膜已经形成了非比寻常的张力和异常的身体结构，不是一天就能改掉的。如果你强行纠正，反而可能会带来不良的后果。

不良姿势可能是由以下因素导致的，改善根源就能改善姿势。

1 长期缺乏活动，导致筋膜缩短绷紧。

2 身体前后左右的生物力学不对称、不平衡。

3 受伤后遗症，比如脚踝扭伤后形成的步态异常。

4 模仿潮流，比如学走猫步、社会摇。

5 精神压力反映到身体上。

6 疼痛，比如为避免腰痛而将身体扭向一侧。

(一) 正确站姿

从侧面看，耳朵、肩膀、臀部、膝盖和腿在同一条直线上，脊柱有一个正常的生理曲线，膝盖微微弯曲。

正确站姿要领

(1) 双脚与肩同宽，脚掌平行。

(2) 脚跟和脚掌均衡地承受体重，左右也是。

(3) 膝盖微屈：先伸直，膝盖再往前顶2.5厘米左右(不必精确)。

(4) 腹部微收(自然达到的，无须刻意用力收腹)。

(5) 沉肩坠肘：肩膀放松下沉，肘部放松下坠。

(6) 虚灵顶劲：头顶好像有绳子往上轻轻拉着，下巴微收，颈部不用力。

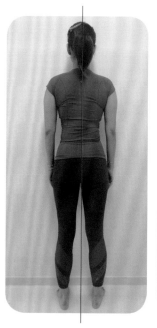 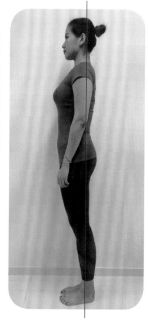

▶▶ 正确站姿

典型错误

(1) 头前倾(或称头前引、探颈、乌龟脖)。

(2) 含胸驼背。

(3) 臀部和腰部向前顶。

(4) 臀部后翘(骨盆前倾)。

(二) 正确坐姿

上半身的姿势和站姿差不多。坐椅子的1/3～2/3,留一点空隙,避免让腰部全部贴在椅子上。双手放在屁股下,这时你的手能感觉屁股下面的两块骨头,这两块骨头就是我们的坐骨。将手抽出来,来回抬起两边的臀部,让两块坐骨均匀地压在凳子上。用手摸到前面最下方的肋骨,这时我们需要将腰挺起,往前挺的位置就是你手摸到前方肋骨对应后腰的位置。保持头部端正,工作时尽量避免低头。

下半身要做到:双脚分开一定宽度会有更好的支撑效果,可以保持与臀部相等的宽度。椅子高度要和小腿高度差不多,让大腿与地面平行。尽量不用靠背,这样更容易保持上身姿势。坐累了,就起来走一走、动一动,不要连续坐着超过45分钟。纯粹维持固定的姿势,是无法持久的。如果用电脑,我们可以将电脑垫高,高度与视线平行,桌面高度要能让双手平放上去,又不会让肩膀耸起来为宜。

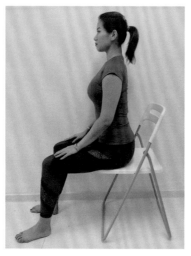

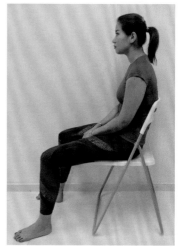

▶▶ 正确坐姿

▶▶ 错误坐姿

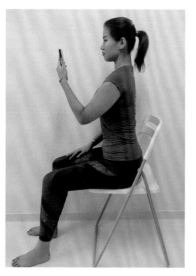

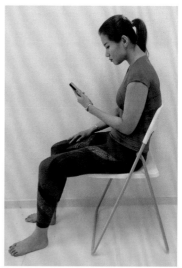

▶▶ 正确坐姿

▶▶ 错误坐姿

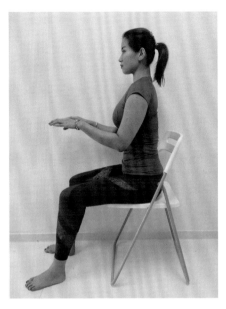

▶▶ **正确坐姿**

如果保持不良坐姿太久，站的时候肯定无法保持正确的姿势，走路也会感觉很不舒服。因为筋膜在坐的时候绷紧缩短，关节受力不对称，身体活动也受到了限制。由于很多身体问题都和不良坐姿有关系，因此我们在日常生活中一定要注意自己的姿势，维持脊柱正常的生理曲度，减少生理曲度改变所带来的危害。身体要保持端正，不要东倒西歪，也不要跷二郎腿。

三、心态调整

如前所述，不良的心态会带来不良的体态，两者相互影响、相互促进。心态积极阳光的人，很可能有一个挺拔的体态，而心态抑郁的人，往往有一个含胸驼背的体态。这与我们的经验相吻合。

举例来说，减肥的人里，得了抑郁症或者重度抑郁的例子并不少见。据统计，目前大概有3.2%的中国人得了抑郁症。专家表示，此病治疗非常烦琐，有75%～85%的抑郁症患者会在5年内复发；10%的抑郁症患者最终会选择自我伤害。可以说，抑郁症是相当难治的一种病。

每个人或多或少都会经历抑郁的状态。抑郁，其实包含两重意思，一重是压抑，另一重是郁闷。压抑，就是这个人不能做真实的、真正的自己，由于外界的或者内心的因素，这个人不得不戴上面具，伪装成另一个人。比如，你明明非常讨厌自己的老板，却还对他溜须拍马、强颜欢笑，这就是压抑。

有一种人是最经常压抑自己的，他们的工作是扮演别人，这就是演员。很多著名的喜剧演员，在给大家带来无尽的欢乐的同时，自己却得了很严重的抑郁症。比如，憨豆先生、周星驰，明明内心很痛苦，却不得不强颜欢笑。我们普通人不用演别人，但是迫于生计、为了买房买车，很多人选择了一份自己并不喜欢的工作，每天都做着自己不喜欢的事情，这也是一种压抑。

生活处处有压力，偶尔会压抑没关系，最重要的是懂得如何排解。

比如，很多中年男人下班开车回到小区后，并不急于下车，而是一个人在车里独自待着，抽根烟、听听歌甚至只是静静地发呆，之后才会下车回家。这一段独处的时间，无论做什么都好，就是在释放压力。

演员里面，就有一个非常懂得排解压力的，他就是梁朝伟。有时候，梁朝伟觉得闷了，就会飞到巴黎去喂鸽子，随便搭上哪趟飞机就去，也不在那里过夜，喂完鸽子再飞回香港。因为懂生活，懂得排解压力，所以梁朝伟从来不抑郁。每个人释放压力的方式不同，但有了压力一定要会释放。要是不会释放、不会表达，那压力都积在自己身上，就变成了郁闷。压力积累得越多、越久，郁闷就越厉害。如果讨厌一个人，你可以说出来，利用恰当的方式，排解出心中的恶气，心里就舒坦了。

有时候，我们的情绪反应不一定符合道德，看到别人的不幸，比如有人踩到狗屎了，你会忍不住笑或者幸灾乐祸。这当然不是很好，但是你表达了出来，就不用憋出内伤了。总之，抑郁的人，都比较容易受伤，又总是憋着。

心病未必就只有心药才能医。科学家早就发现，抑郁症患者除了心理病变之外，同样有生理上的异常。所以，要治疗抑郁症，就必须身心同治。

首先，外界环境会影响我们的身体。研究发现，在纬度高、日照时间短、寒冷的地方，比如北欧、加拿大、英国等地，秋冬季节抑郁症的发病率比较高；相反，在热带地区、日照充足的新疆、西藏等地，人们往往能歌善舞、热情洋溢，抑郁的阴影就少一些。所以，防寒保暖，多晒太阳，让身体暖和起来，抑郁的概率就会小很多。如果有机会就到环境优美、空气清新的乡村或山里住一段时间，种种田，接接地气，看看大自然的变化，每天出出汗，什么烦恼都会消散了。如果没有这样的机会，也可以自己在家种点儿绿植什么都可以，一颗小小的种子会带给你无穷的力量。

其次，饮食习惯的问题。减肥的人在这方面表现特别明显，他们往往喜欢多吃水果、蔬菜。但这些食物都是不宜多吃的，更不能当主食，尤其女性。很多人不吃米饭、面条等主食，肉也不吃，把身体折腾得乱七八糟的。有些人甚至催吐、吃减肥药，动手术抽脂肪、灌肠、洗肠，最后身子不行了，一点儿压力都扛不住，这就为抑郁埋下了萌发的种子。

心理问题一定是有生理功能衰退的基础，所以应对抑郁症等心理问题必须同时把身体养起来才行。身体强壮了，才有足够的力量对抗心理问题，不然就算吃药控制了症状，还是容易复发。

四、呼吸练习

前面提到错误的呼吸模式也会造成体态问题，所以纠正呼吸模式，不仅能改善身体健康状况，同时也有改良体态的效果。

口呼吸主要是由于鼻炎或者其他导致鼻腔堵塞的疾病引起的，所以要及时从根本上解决问题。我们在这里主要讲腹式呼吸的练习。大家通常理解的腹式呼吸，包括现在市面上所教的腹式呼吸，就我们所知，瑜伽也好，静坐冥想也好，全都是教你用腹部去呼吸——刻意用腹肌发力鼓起肚皮。

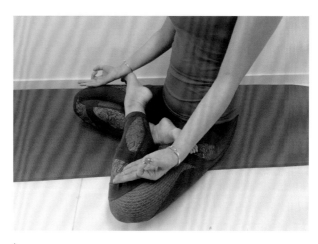

▶▶ 吸气

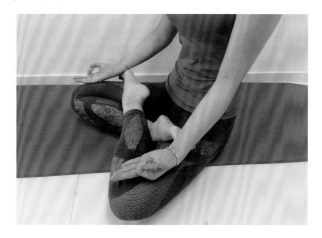

▶▶ 呼气

其实，这样刻意进行腹式呼吸的方式是错误的，而且很累，无法持续。也就是说，这样的呼吸方式并不能变成身体的习惯和记忆，不能融入我们的动作。

真正的腹式呼吸，应该是由膈肌带动呼吸，让气息往腹部走，再由气息鼓起腰腹部往四周扩散，而不仅仅是鼓起腹部。在这个过程中，腹部肌肉不需要刻意用力，只是一个被动的角色。要学会真正的腹式呼吸，需要循序渐进地让膈肌和盆底肌强大起来，同时，让腰腹部自然放松，时间一长你的身体就会习惯。

腹式呼吸又分顺式和逆式两种：顺式，吸气时腹部鼓起，呼气时缩回；逆式，吸气时腹部收缩，呼气时鼓起。通过不同层次的呼吸训练，将让你逐渐掌握自然的顺式腹式呼吸(逆式比较难掌握，这里不做介绍)。

之后的练习，都应该在安静的环境下进行，并尽量放松身体。呼吸给身体带来的改变，要通过日积月累的练习才能显现，请保持耐心。尤其是一开始，长期胸式呼吸的人，会觉得很不习惯，或者很困难，这都是很正常的现象。一旦你能熟练掌握腹式呼吸，它就能"神奇地"改善你便秘、大肚子、月经不调、失眠等问题。

◆ 练习一：激活膈肌

基本说明：

腹肌完全不需要用力。可能一开始会觉得不舒服，问题主要来自胸部受压迫的怪异感。试着让身体自然垂向地面，让腹部支撑身体，压迫感很快就会消失。你可能会感到憋气，别担心，开始激活膈肌都是这样，适应需要时间。先习惯，再挑战自己，比如无法暂停呼吸，那就不暂停，或者暂停时间短一些。你得反复测试，找到平衡。

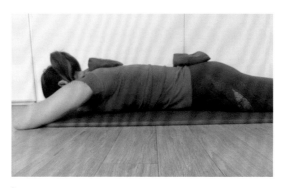

▶▶ **开始吸气，腰部自然鼓起**

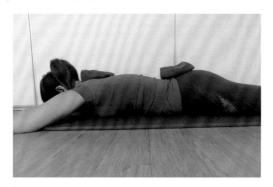

▶▶ **开始呼气，腰部自然下沉**

动作要点：

- 趴在地上，手掌垫起头部，可在腰部放小重物。
- 双腿放松伸直，两腿之间保留一点宽度。腿部自然接触地面，尽量不要让双腿向内或向外翻转。

- 用鼻子吸气和呼气，过程要缓慢平稳，注意力集中在肚脐。
- 深吸一口气后，暂停 1 秒，再呼气，尽量将气吐尽。
- 让腹部自然放松地向四周 360 度扩张，顶起背部（重物），不要刻意让腹肌用力鼓起。
- 记得不要憋气。

练习次数：

14~21息/次（一呼一吸为一息），每天2次，有时间也可以多练习几次（下同）。

✦ 练习二：360度腹式呼吸

基本说明：

在练习一熟练了，即膈肌已经激活后，再进阶到本练习。

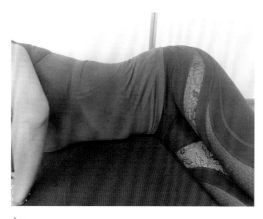

▶▶ **开始吸气，侧腰自然鼓起**

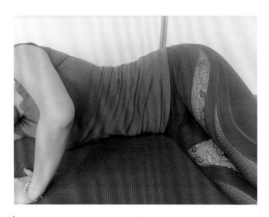

▶▶▶ 开始呼气，侧腰自然下沉

动作要点：

- 侧躺在地面上，如果腰有空隙，垫块毛巾。
- 膝盖屈起，保持上身和头部成一条直线。
- 垫起头部，保持在中立位。
- 用鼻子吸气和呼气，过程要缓慢平稳，将注意力集中在肚脐上。
- 深吸一口气后，暂停 1 秒，再呼气，尽量将气吐尽。
- 让腹部自然放松地向四周 360 度扩张，不要刻意将腹肌鼓起来，专心体会空气经过胸部进入腹部，感受侧腰被推向地面。
- 记得不要憋气。
- 练完左侧换右侧再练一次。

练习次数：

14~21息/次，每天 2 次。、

◆ 练习三：自然腹式呼吸

基本说明：

练习二熟练后，即能轻松鼓起腰部，再进阶到本练习。

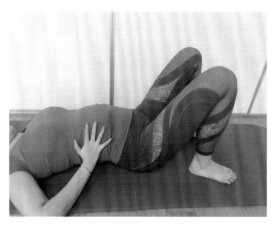

▶▶ 开始吸气，腹部自然鼓起

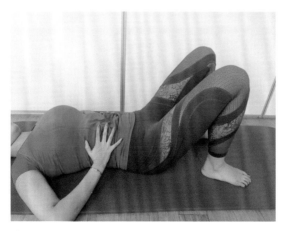

▶▶ 开始呼气，腹部自然收缩

动作要点：

- 仰卧背部贴在地面，膝盖弯曲成 90 度，放松踩地。
- 用鼻子吸气和呼气，过程要缓慢平稳，注意力集中在肚脐。
- 深吸一口气，暂停 1 秒之后，再呼气，尽量将气吐尽。
- 让腹部自然放松地向四周 360 度扩张，不要刻意将腹肌鼓起来，专心体会空气经过胸部进入腹部，能感受到腹部推起肚脐。
- 记得不要憋气。

练习次数：

14～21息/次，每天2次。

躺着练习相对简单，其实坐着、站着也能练习，只要双手叉腰，感受气息自然顶起双手即可，最终你就能将腹式呼吸变成身体的习惯。

第三章

全身筋膜训练

现在流行的运动方式，往往强调力量、心率或者热量消耗等方面，而忽视了筋膜的锻炼。虽然这些运动也能锻炼筋膜，但是远远未达到抻筋拔骨的程度。抻筋拔骨，就是抻拉筋膜锻炼弹性、拉拔骨头、关节扩大活动范围。这样做一般有什么好处？

简单来说，抻筋拔骨锻炼的是人体的柔韧度。锻炼柔韧度的最佳时机是儿童、少年期，这时关节软骨较厚，肌肉韧带伸展性强，关节活动范围大，松弛、易拉伸，肌纤维细嫩，柔韧性较好。儿童少年通过柔韧练习不仅可以增加肌肉伸展性和关节运动幅度，还可以改变肌肉线条，促进生长发育，塑造健美的体形。而成年人肌肉强度高，纤维走向基本已经定型，如果不增加柔韧度的锻炼，老了就会有严重的骨骼和肌肉问题。

由于久坐不动和错误的运动方式，雪上加霜，让很多人年纪轻轻就有了肌肉僵硬劳损、韧带松弛无力、骨骼异常退化的毛病，比如腰椎间盘突出、肩颈疼痛等。不管是解决这些问题，还是减肥、养生，抻筋拔骨都是锻炼的第一要务。这是打身体的基础。

中国传统的导引健身功法，比如易筋经、五禽戏、八段锦等，都有非常好的抻筋拔骨的效果。这些健身功法虽然动作缓慢，看起来很简单，但其实马步多、动作圆融灵活，对练习者的要求相对较高，筋骨僵硬的人很难做到位。而且传统功法注重呼吸和意念，如果没有师傅带，一窍不通的普通练习者容易走入云里雾里的境地，往往收效甚微，最后半途而废。我们通过研究和实践发现，大家从小做到大的非常熟悉的广播体操，与传统健身功法相比较，动作难度较低，但本质上仍具有相当不错的抻筋拔骨的效果。我们认为，综合各方面的考虑，第八套大众广播体操是最适合练习的一套。而且，在经过我们的改良之后，第八套大众广播体操(以下简称"体操")的每一个动作都能很好地锻炼到身体的筋膜。简单来说，这是一套筋膜健身操。

这套体操的健身作用，主要是通过和缓的运动，将筋膜拉长，在杠杆原理的作用下使骨骼和关节的负荷能力和范围增大，也可以提高肌肉和韧带的强度。而在一紧一松的运动过程中配合呼吸，可以解除肌肉的痉挛和疲劳，使关节得到锻炼，并增加肌肉活动幅度和肌肉纤维的力量和活力。而且关节的适度放松和活动幅度的增大，能使颈椎腰椎等有损伤的关节得到修复。

不间断地每天反复练习体操，可以使平常坐着不太用到的筋和肌肉拉长，比如可以弯腰双手触地，引发人体产生"内啡肽"。这个激素可以让我们心情愉快，促进多种荷尔蒙的分泌，增强活力，强化免疫力，让我们越来越年轻。练习一段时间之后，声音洪亮、精力充沛、睡眠香甜、筋骨柔顺，都是很自然的结果。

一般的健身运动在练习之前要更衣热身，使整个人进入运动状态，练完大汗淋漓还得洗澡。从实用角度来看，体操强度适中，练完不会满身大汗，训练时也不需要坐地、躺地、趴地，没有任何特别的要求，可以快速调整人在学习、工作状态中出现的疲惫、局部紧张，用时又短，因此可以作为工作、学习间歇的健身操，让疲惫、紧绷的身体焕发活力。一套只包含9个动作的广播体操，就包含了一套完整训练所需的全部内容。

在传统体操的基础上，我们进行了如下改良。
- 不看视频，不跟音乐节奏跳，注重练习者的身体感知。
- 在基本动作的基础上增加抻拉筋膜的动作，增强练习效果。
- 调整动作速度，超过原版两倍时间以上。
- 增加传统武术中的身型要领，贯彻练习全程。

现在很多人运动都追求速度、力量、出汗甚至肌肉酸痛等，但其实这样锻炼会导致身体的基础很差，因为你很难控制精细的动作。相反，如果你能做到慢，自然能快起来，随心所欲地掌控身体。而单纯的快，比慢容易多了。慢速练习体操的过程，也是对身体控制能力和稳定能力的提升。如果你的肌肉关节，光有力量而无灵活性、稳定性，动作会非常别扭或者卡壳。

练体操的初级阶段要着力加强身型、手型、步型等基本功的反复锤炼，并认真记忆动作和运行路线等。动作要尽量做到横平竖直、有棱有角、方向正确、路线清晰、动作规范。多年之后重练体操，哪怕你有常年运动的习惯，平时自我感觉身体很好，此时往往也会感觉肌肉僵硬不协调，手脚呆板不灵活，动作别扭吃力，技术粗糙有多余动作。我们发现，多数人跟着视频跳时，连最基本的身型都是歪歪斜斜的，有些动作甚至根本就是错误的，这样自然怎么做都不会有很好的效果。

所以，刚开始练习体操一定要慢慢琢磨每个动作，做到精确掌握细节，之后再有意识地抻筋拔骨，练习体操的效果就能大幅提升。每一个动作都有相应的抻筋拔骨方法，需要根据练操者具体情况和实践进行调整。总的原则是，既要将筋膜拉长，又要保持筋膜的韧性，有些许抻拉感甚至轻微的痛感，但又不能超越筋膜的承受限度。

一、基本身型

这些基本姿势相互关联、互为依托，短时间内不可能全面掌握，每个要点都需要反复细心体悟，才能逐渐达到标准。而练习体操的基本身型，就与我们正确的站姿基本相同，所以练习体操也能起到矫正站姿的作用。

1 虚灵顶劲：颈部放松，下巴微收，头部中正竖直，头顶有微微上拉的感觉。

2 沉肩坠肘：肩关节放松下沉，两肘关节下垂放松，避免肩关节、肘关节及周围肌肉的紧张。

3 含胸拔背：胸部放松稍稍内含而不外挺，背部向头部方向提拉。

4 松腰松腹：放松腰腹部肌肉，不要收腹绷紧，也不要挺腰。

5 松膝收臀：膝盖放松微屈，不要绷直，臀部略后坐并微微自然收紧。

6 两脚平踏：两脚并拢平行站立，全脚掌着地，身体重心落于两腿之间。

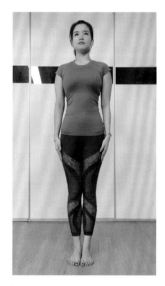

>>> **起始姿势**

二、分解动作

练习分解动作时，不要跟着音乐或视频跳，而应该先看视频讲解，记住体操的大致动作和路线，再看基本动作的说明进行练习，最后才加入技术要领提高练习效果。在练习过程中，要不断看是否有不协调的地方，反复琢磨修正，直至熟悉动作，再进行下一个动作的学习。全部动作都熟悉之后，就可以把整套体操连贯起来练习。

预备式：原地踏步

基本动作：

动作一：并步站立，双手自然垂于身体两侧，自然抬起左脚，同时摆右臂。

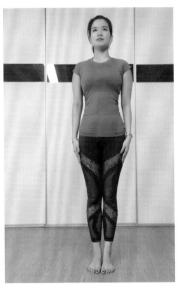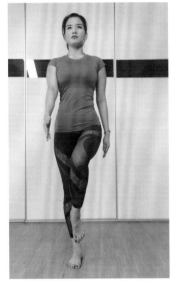

动作二：左脚收回，右臂收回，自然抬起右脚，同时摆左臂。

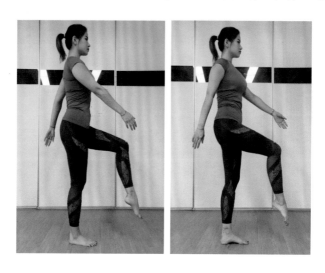

动作三：最后一遍时，手脚收回，成并步站立。

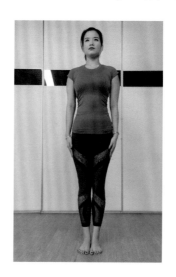

动作效果：

端正身形，调整呼吸，放松心情，进入练操状态。

技术要领：

1 目视前方，面带微笑，眉心舒展。

2 踏步时保持基本身型，身体尽量放松。

3 抬脚和摆臂的速度和幅度自然，不要勉强抬高。

　　基本身型和预备式的技术要领应该贯彻练习全程，不要绷紧身体和关节，应该始终尽量保持放松。如果很难有放松的感觉，那么顺其自然即可，练习多了之后就会逐渐找到感觉。

练习次数：

4次/组(可根据自身练习情况调整每组次数，下同)。

第一式：伸展运动

基本动作(以左脚为例)：

动作一：两臂向前向上举至与地面水平。

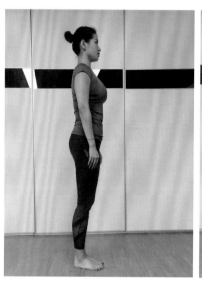
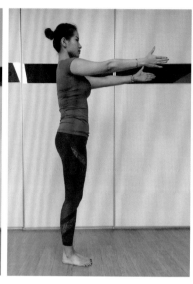

▶▶ **起始姿势**

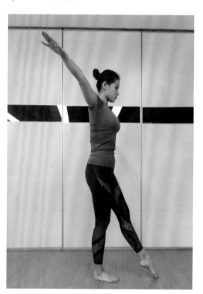

动作二：

（1）左脚向前一步，脚尖点地，同时两臂向两侧拉开，目视前方。

（2）低头，同时两臂向两侧水平拉开。

（3）两臂先向后下方，再向前向上，抬头，手臂保持抻拉不动(持续大概2秒，下同)。

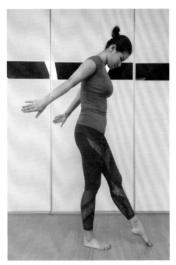 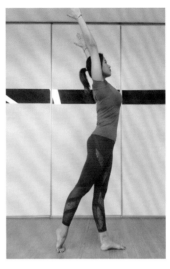

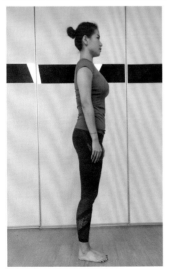

动作三：

（1）两臂自然回复到身体两侧。

（2）左脚收回，头部回复中正。

动作效果：

● 通过四肢、躯干的伸展抻拉，可调整全身的筋膜张力，并能纠正脊柱小关节的紊乱。

● 扩张胸廓，可促进心肺部的功能，促进血液循环。

● 对于改善肩颈部的疼痛和僵硬状况能起到很好作用。

技术要领：

● 手臂伸展时，尽量往外拉伸；胸部放松，让身体尽量延展。

● 不动时，十个脚趾抓地。

● 头部自然跟随身体，不要绷紧颈部。

练习次数：

4次/组，左右交替各做1组。

第二式：扩胸运动

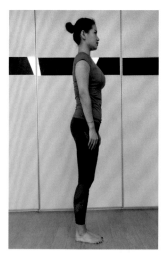

>> 起始姿势

基本动作：

动作一：双手握成婴儿拳（拇指在内），抬起双臂。随后，双臂屈肘贴近胸前，再向两侧缓慢拉开。

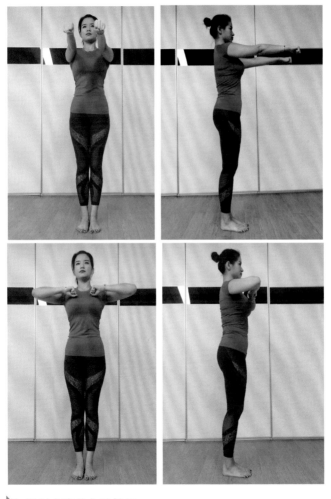

▶▶▶ **双肘在胸前向外拉开**

动作二：双臂伸直，向后方拉开。

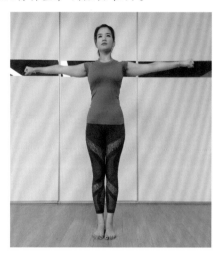

动作三：

(1) 双拳变掌在身前合击。

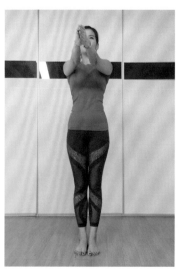
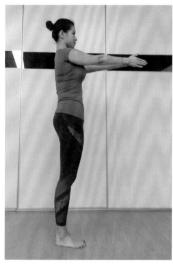

（2）双手再次握拳，左脚跨出，身体下沉成侧弓步。

（3）左拳拉至肩前，右拳向右侧推出，犹如拉弓射箭之势，保持抻拉不动，同时头往右转，目视右拳。

动作四：身体自然还原到起始姿势。

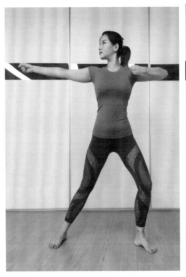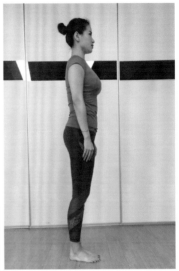

动作效果：

● 利于扩大胸腔，增大肺通气量、回心血量。

● 可加强腿部肌肉收缩，能有效发展下肢力量，促进血液回流。

● 可纠正局部小关节的异常位置，调节颈、肩、胸、背部的肌肉平衡，有利于矫正不良体态，防治颈椎病、肩周炎等。

技术要领：

- 扩胸时注意手型变换，要从肩胸部发力。
- 拉弓时，劲力由脊柱发出，转头要充分，两臂对拉保持一条直线。
- 侧弓步屈蹲，膝盖和脚尖在一条直线上。
- 上身始终保持中正。

练习次数：

4次/组，左右交替各做1组。

第三式：踢腿运动

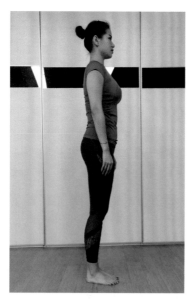

▶▶ **起始姿势**

基本动作：

动作一：左脚向前一步，重心前移，同时右脚蹬地，双臂上举。

动作二：右脚向上向前踢，同时双臂向后下方摆。

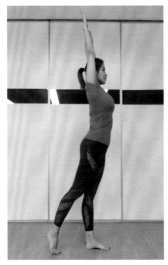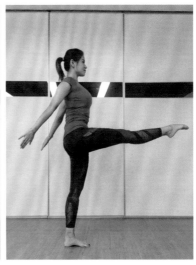

动作三：右脚收回在身后点地，同时双臂上举。

动作四：右脚踩地，重心后移，同时左脚收回，双臂收回到身体两侧。

动作效果：

- 抬腿可以充分牵拉脊柱周围的韧带及肌肉，改善脊椎小关节紊乱。手脚两头分别抻拉，节节引开，抻筋拔骨。

- 手臂和脚上下、前后对拉，使脊柱两侧肌肉相反方向用力，椎体两侧形成上下相对运动，增强了脊柱的灵活性与稳定性，有利于防治颈、肩疾病等。

技术要领：

- 手臂上举时，有意往上提拉，同时点地的脚有意往下压；踢腿时，支撑脚五趾抓地，保持平稳，上抬腿尽量拉长伸直。
- 手臂上举下落，脚踢下落时，要经原路线返回，速度平稳。
- 全程支撑脚始终保持膝盖微屈并放松。

练习次数：

4次/组，左右交替各做1组。

第四式：体侧运动

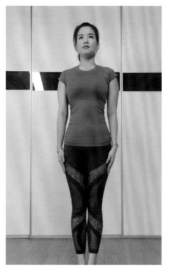

▶▶ 起始姿势

基本动作：

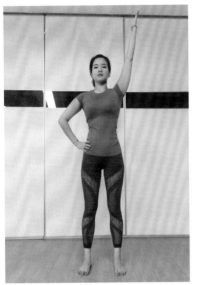

动作一：左脚跨出一步，略比肩宽，右手叉腰，同时左手向外侧上举，掌心朝内。

动作二：

（1）保持手臂姿势，下身不动，上身向右侧弯曲。

（2）到达底部后沿原路返回。

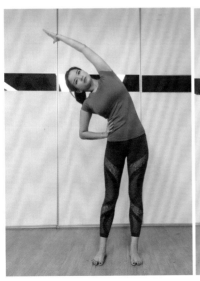

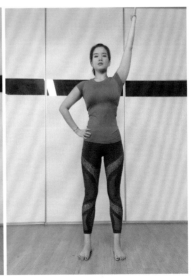

动作三：

(1) 保持手臂姿势、下身不动，上身向右侧弯曲，同时右手向下伸直摸大腿外侧。

(2) 到达底部后，保持抻拉不动。

动作四：沿原路返回后，再收回左脚，双手收回身体两侧。

动作效果：

- 锻炼拉长身体两侧的筋，侧曲、下沉上拉可以使颈部拉直，使整个脊柱竖直、挺拔。
- 通过脚趾抓地，使全身肌肉、筋膜受到静力牵拉，具有强筋壮骨、增强气力的作用。

技术要领：

- 十个脚趾头在侧屈时抓地，回正时放松。
- 颈部始终放松稳定，头部保持中正跟随身体自然移动，不要摇头晃脑。
- 用上举的手臂带动身体运动，尽量拉伸到最大幅度。
- 膝盖放松微曲，尽量保持膝盖和髋关节不动。

练习次数：

4次/组，左右交替各做1组。

第五式：体转运动

基本动作：

动作一：左脚跨出一步，略比肩宽，同时双臂伸直平举。

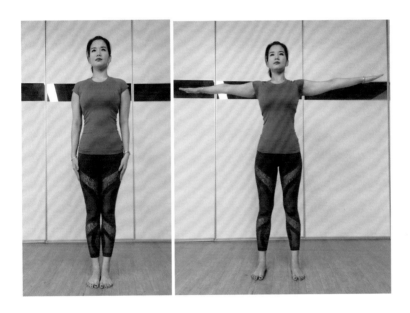

动作二：

(1) 下身不动，上身向左转。

(2) 同时左手在背后屈肘，手背贴腰，右手在胸前平屈、手指触肩。

(3) 在最大幅度处保持抻拉不动。

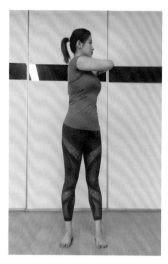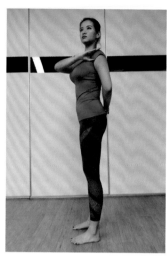

动作三：

（1）下身不动，上身向右转，左手在胸前平屈、右手伸直。

（2）在最大幅度处保持抻拉不动。

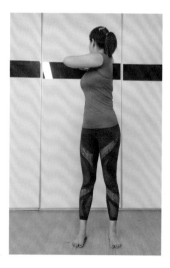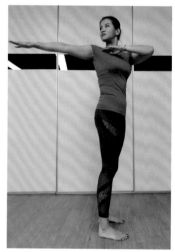

动作四：上身向左转正，双手收回身体两侧，左脚收回。

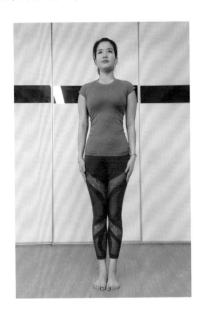

动作效果：

- 以脊柱为轴带动四肢，不仅锻炼了腰椎，上肢的肩肘关节和下肢的髋、膝、足关节，也得到了很好的锻炼，能改善上下肢的血液循环和增强力量。
- 由于大幅度的旋转，加大了脊柱对周围脏腑的按摩，起到了强化脏腑的作用。
- 腰腹部肌肉通过反拧能得到有效的放松，可以促进局部的脂肪代谢，起到收腹瘦腰、塑造线条的作用。

技术要领：

- 转体过程中双脚十趾抓地，用上身带动手臂。

● 转体时首先扭转腰部，让腰部带动上身，腰部不能转以后，再转肩膀带动颈部，最后再转颈部。

● 腰部、肩部、颈部均要保持放松，尽量转至最大幅度。

练习次数：

4次/组，左右交替各做1组。

第六式：全身运动

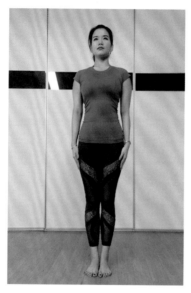

≫ 起始姿势

基本动作：

动作一：左脚向前跨一步成弓步，同时双臂向前上举，抬头眼看前上方。

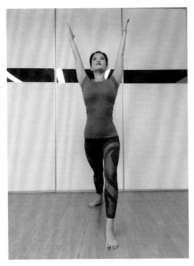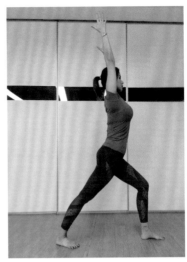

　　动作二：左脚收回并拢，同时弯腰前屈，膝盖伸直，双手向下伸直。

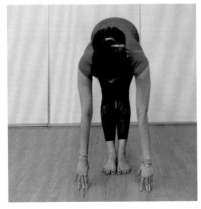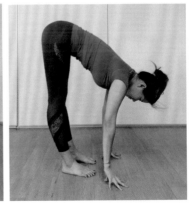

　　动作三：

　　(1) 臀部向下坐，屈膝下蹲，同时双手扶膝。

（2）保持抻拉不动。

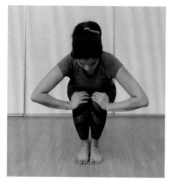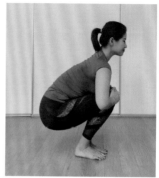

动作四：臀部向上抬，膝盖随之恢复微屈，双手回到身体两侧。

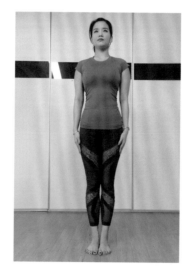

动作效果：

● 脊柱的前屈运动，能增强脊柱相关肌肉的力量，提升脊柱的稳定性、柔韧性和延展性，有效防治颈椎、腰椎等疾病。

● 全身大幅度运动和下蹲运动，可以刺激四肢血液循环，增
　强下肢力量。

● 腰部、肩部、颈部均要保持放松，尽量转至最大幅度。

技术要领：

● 弓步时后腿蹬直，弯腰时两腿伸直，全蹲时两膝并拢，脚
　跟贴地。

● 向下俯身时，颈、肩、腰脊要节节放松，手臂尽量伸直。

● 向上起身时，以腰臀发力带动身体。

练习次数：

4次/组，左右交替各做1组。

第七式：跳跃运动

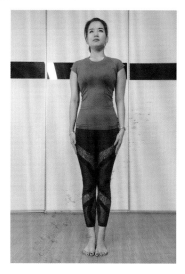

▶▶ **起始姿势**

基本动作:

动作一:跳起,双腿分开与肩同宽落地,同时双手成掌形,上抬相对。

动作二:跳起,双腿并拢,脚尖缓冲落地,双臂回到身体两侧。

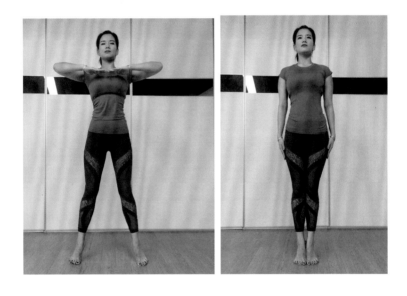

动作三:跳起,双腿与肩同宽落地,同时双手在头顶击掌。

动作四:跳起,双腿并拢,脚尖缓冲落地,双臂回到身体两侧。

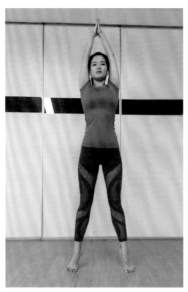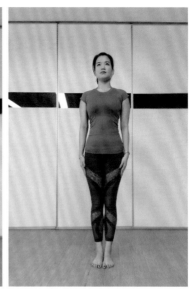

动作效果：

● 通过拉伸脊柱、回落震动，可挤压椎间盘、震动脊髓、调
  整脊柱小关节位置。

● 地面的反弹力强化了对内脏器官的挤压震动，具有促使内
  脏、关节复位的作用。

技术要领：

● 起跳时，脚心发力，头颈上拉。

● 下落时，沉肩舒臂，全身放松。

练习次数：

8次/组。

第八式：整理运动

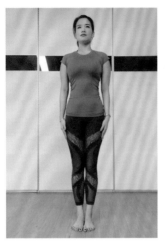

▶▶ **起始姿势**

基本动作：

动作一：双手握拳在身前交叉，然后抬起左腿，同时双臂侧举至与肩同高。

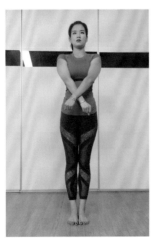 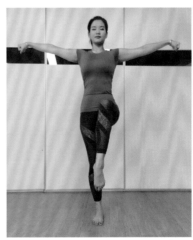

动作二：左脚收回，双手回到身前交叉。

动作三：双手在身前交叉，然后抬起右腿，同时握婴儿拳侧举至与肩同高。

动作四：右脚收回，双手回到身前交叉，由拳变掌，并微微低头。

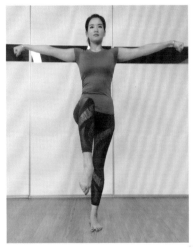
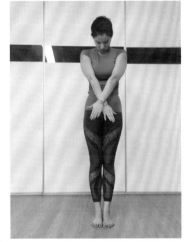

动作五：双手伸展上举，同时微微抬头。

动作六：双手回到身前交叉，同时微微低头。

动作七：双手伸展上举，同时微微抬头。

动作八：双手回到身体两侧，放松。

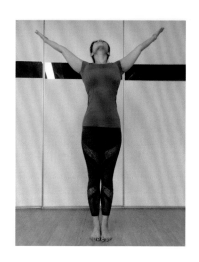

技术要领：

- 身体放松。
- 自然呼吸。

动作效果：

放松身体。

练习次数：

2次/组。

收式：抱腹调息

基本动作：

动作一：

(1) 两掌画弧至斜前方合抱于小腹(肚脐下方)，两掌交叠(男左手在内，女右手在内)。

（2）目视前下方，保持身体放松不动，自然呼吸，直至呼吸恢复平顺。

动作二：收回双手到身体两侧，然后走一走，活动一下身体。

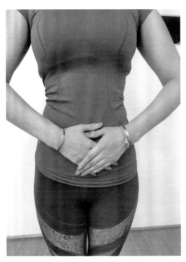 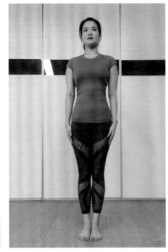

技术要领：

- 舌头抵住上颚。
- 面带微笑。
- 眉心舒展。

动作效果：

- 舒展眉心，有清脑明目、通鼻开窍、安神益智的作用。
- 舌顶上颚，可以加强津液的分泌，对调整机体、增进消化、防癌均有好处。

- 面带微笑时，大脑会进入一种无杂念的状态，能从紧张的状态中释放出来，是最好的放松方法。

练习次数：

1次/组，根据个人练习情况酌情调整时长。

综合练习建议

当分解动作都掌握之后，我们一般建议，每天完整地练习2~4套体操。因为动作放慢之后，做一套时间需要10~15分钟，平时可以着重练习某几个动作，也没有影响，但最好是整套做完。在工作或休息的间隙，就可以来一套体操，是最好的放松和健身方式。练习体操基本没有禁忌，哪怕是大姨妈期间，没有不舒服就可以练。如果本身就有膝关节或其他地方疼痛，就应该注意调整动作幅度，以不感到疼痛为准，千万不可强求自己达到动作标准。

呼吸方面，练习过程中的总体把握是：在初级阶段采取自然呼吸，以学习掌握动作为主；待动作熟练后进入中级阶段，再结合动作的升降、开合，按照起吸落呼、开吸合呼的规律，有意识地练习调整呼吸。经过一段时间的练习，呼吸与动作才能配合自如，逐步进入和谐状态。当练习进入高级阶段后，动作达到自动化，呼吸也会自行调整。

调整呼吸不太容易，因为很多人都是胸式呼吸，呼吸短浅，平时只用了肺的上半部分，从而气不足，就容易胸闷气喘，也因此限制了练习体操的效果和进步的速度。但细、匀、深长的腹式呼吸需要经过长期练习才能掌握，单纯追求反而会出现憋气甚至胸闷的现象。

只要能做到自然呼吸，不要憋气，就能起到很好的锻炼效果。如果要再进阶，就需要学习正确的腹式呼吸方法。搭配良好的呼吸，练习体操之后气血就会愈加充足，浑身发热但又不至于大汗淋漓，周身舒畅；呼吸不到位的话，动作到位，可能气血就来不及供应，容易造成头晕眼花，所以说呼吸是练习的瓶颈。

特别需要注意的是，体操虽然好，练习仍然需要注意强度，不能过度。根据自身的身体状况练习，宁少勿多，以免徒劳无功，甚至反损自身。毕竟矫正不良体态，不是一时半会儿就能办到的事情，需要耐心。

根据实践经验，一般人在认真练习体操四个星期之后，体态都会有很大的改善。我们教过的学生里，甚至还有人表示喜提2厘米身高的。当然，前提是认真地跟着我们改良后的动作要领进行练习，如果还是按照传统的做法就不能起到矫正体态的作用。

站桩练习

俗话说，"要知拳真髓，首由站桩起。"站桩，是中国传统武术特有的一项基础训练，是指人体保持一定的站立姿势，借助内向性的意念运用，加强脏腑、气血、筋骨等功能。人们对它的了解，往往局限在与气功、拳术等相关的范畴内。其实，作为一种以静调内的功夫，它在养生、塑形，和一些慢性病(如颈腰椎、心脑血管疾病等)的防治上均有着奇特和显著的疗效。

很多不健康的人首先体态不好看，而站桩之人，很少会发胖，因为他们自身的调节功能非常好。另外，他们的血液循环和新陈代谢机能好，体内不会堆积多余脂肪，免疫力也强于常人。岁月证明，练站桩的人普遍比同龄人看起来年轻，体态挺拔，精气神足，生活质量高。有些原本体弱多病的人，在认真坚持站桩一段时间后，健康状况也得到了很大改善。

站桩是静功，是不动的锻炼，既是休息中的锻炼，又是锻炼中的休息，所以不分男女老少、身强体弱，没有场地限制，人人可以练习。有病治病，没病强身，这就是站桩的意义。

对于体操来说，站桩不仅是基本功，而且是迈向提升练操层次和效果的重要方法。为配合体操的练习，我们选用了最简单、最容易入门，但同时也是"万桩之母"的无极桩。无极桩即体操的基本身型，主要运用于体操的开始、结束或动作之间的衔接。练习站桩能帮助我们端正基本身型，并引导进入练习体操的意境。

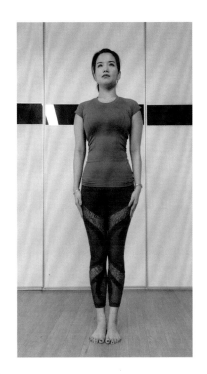

动作要点：

- 两脚并步站立，两臂自然垂于体侧。
- 虚灵顶劲，下颌微收，舌须平放，齿唇轻闭。
- 沉肩坠肘，腋下虚掩，胸部安舒，腰腹放松。
- 目视前方。

呼吸方法：

- 初学者采用自然呼吸。
- 前述呼吸练习熟练后，再自然过渡到腹式呼吸。

意念方法：

- 意念身体各部位的动作规格。
- 意念周身放松。

技术要点：

- 虚灵顶劲，两脚踏平，身体重心落于两腿之间。
- 身体中正，呼吸自然，精神集中，宁静安详。

练习建议：

站桩时间以身体感觉舒适为宜，一般5~30分钟均可。应选择安静的场所，避免对着风口，或在空调房里练习，注意身着宽松舒适的服装。练习时间可安排在练习体操的前后，或者另行选择时间练习。

练习过程中，初学者的脑子里可能会出现很多杂念，无法放松。这是很正常的现象，接受即可，与杂念同在，练习久了就会有改善。站桩不仅能锻炼身体，同时也能锤炼心神。耐心地练习两三个月后，你可能会惊奇地发现自己的身心都有了可喜的转变。

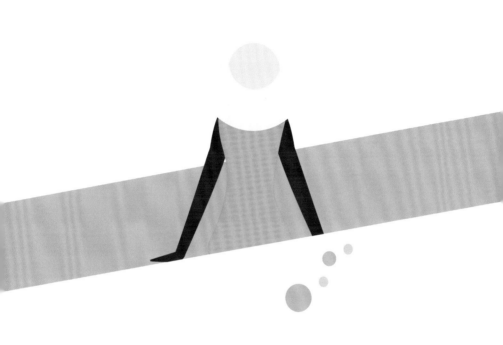

第四章

生物力学调整练习

　　生物力学是应用力学原理和方法研究生物体中的力学问题。就人体而言，我们可以运用生物力学分析人体在静态状况下的力学结构。在理想的情况下，身体应该拥有完美的生物力学结构，但拥有这种完美身体的人几乎不存在。生物力学的紊乱，可能导致一系列体态不良或疼痛的问题。所以我们往往会通过对力学结构的分析找到问题的根源，比如足踝力学紊乱造成的膝关节及髋关节疼痛，又如下肢力学紊乱造成的驼背等。

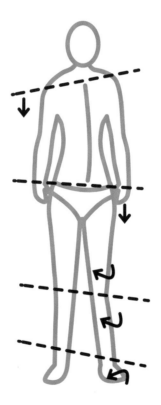

举个下肢生物力学紊乱的常见例子。

当一侧足弓塌陷时，小腿会向内旋转，连接着的大腿也会向内旋转。这时力学结构紊乱的一侧呈现的形态就是偏平足、膝关节外翻(X型腿)、骨盆歪斜，身体的重心会偏向紊乱的这一侧。人直立行走时的重心是在身体中线，也就是两腿之间。为了维持这种体态，上半身一定会把重心靠向健康腿的一侧，此时脊柱会倒向健康腿的一侧，此时上半身的形态呈现就是脊柱侧弯、高低肩。同理，为了保持重心，头部也会跟着向力学结构紊乱的一侧偏。

掌握了生物力学，我们可以通过某一个关节部位的力学结构紊乱分析出其他结构可能出现的问题，也可以通过体态不良的表现推导出可能出现的力学结构紊乱。不过人体是一个复杂的结构，生物力学的分析只是其中一个方面，体态的分析还需要综合其他因素进行考量。

根据我们的实践经验，许多不良体态的形成，背后都有身体局部生物力学紊乱的因素。所以在进行整体矫正体态的练习时，根据情况配合一些局部的生物力学调整练习，能起到更好的矫正效果。

本书中设计的所有局部练习，动作简单安全，基本上适合每一个人练习。当然有些人并不是每个地方都存在生物力学的问题，或者严重程度不同，此时根据个人实际情况进行调整即可。总的练习原则是：自下而上，从脚底往头顶练，掌握一个动作再增加下一个动作的练习；在没有恢复正常的生物力学前，所有的练习都要持续进行。

一、自我觉察

改善不良体态的唯一方法，就是恢复筋膜系统的正常弹性，让身体逐渐回复正常的生理结构，同时学会避开不良的习惯性动作，并学会更有意识、更有效、更有技巧地使用身体。但如前所述，大多数人都没有意识到身体是一个不可分割的有机整体。我们身边的每个人，基本都有背痛、肩痛、膝盖痛、足痛、髋关节痛、肌肉僵硬、关节炎或椎间盘突出等问题，大家却觉得，除了不好的那些地方，一切正常。

改变身体的第一步，是自我觉察。所以，在进行具体动作的练习之前，你得先做一些思维练习，帮助你观察自己身上存在的问题，一旦熟悉了这套流程，你就会进步飞速。我们发现，这也是必不可少的一个重要环节，请花点时间耐心练习。

◆ 练习：动作模式观察

说明：针对自己的动作模式和行为习惯进行观察，或许你会发现自己经常滥用或者误用某些肌肉。虽然结果可能令人沮丧，但你的目标不是做出完美的动作，而是观察自己是怎么动作的。通过这个练习，你能发现不良体态是怎么慢慢形成的。

1 抬起、放下你的手臂几次，对自己的动作模式，你注意到什么？

> ＊ 如果没注意到什么，也别担心，因为动作模式是一种身心习惯，通常不会有意识。就像刷牙的时候，你不会有什么特别的想法。

2 再次抬起、放下手臂，注意你的肩膀，这次你注意到什么？

> ＊ 你可能又没注意到什么，肩膀不就是肩膀吗？

3 将你的手轻轻放在肩膀。再做几次动作，用手感受肩膀有什么动态。

> ＊ 你现在大概有一点认识了。在手的帮助下，你可能会了解几个事实：肩膀可能非常紧绷，拉扯你的手臂；你也可能会感到手臂用力的同时肩膀也在用力；或者肩膀根本就抬不起来；或者其他情况。

4 将手放在身体的其他地方，如胸部、背部、腹部、颈部，持续观察活动手臂时身体的动态。

> * 你是否发现，自己对这些动态毫无察觉？例如，抬起、放下手臂并不需要绷紧脖子、收紧腹部、屏住呼吸或弯腰驼背。

5 持续观察你的习惯性动作，尤其是日常生活和工作时。

> * 相信你会发现很多意想不到的东西，并感叹为什么自己做了这么多额外的动作。

◆ 练习：尝试改变动作模式

1 把手放在肩膀。抬起手臂然后放下，试着不要绷紧肩膀。

> * 你能不绷紧肩膀吗？可能根本做不到，甚至其他地方反而绷得更紧了。

2 再试试其他地方，比如胸部，也不要绷紧。

> * 你将发现这非常难。你觉得沮丧、忧愁或不耐烦，开始自我批评了吗？这些都是正常反应，但请耐心继续练习下去，一定会有巨大的回报。

二、足部调整

一般人看体态，只是看大的地方，如肩膀、膝盖、背部、颈部等，但我们认为"万丈高楼平地起，优雅体态从足起"。足部虽然不见天日，但总是默默承受着身体的全部重量，它对我们很重要，但现代社会的很多生活环境因素正在破坏这个重要的部位。

（一）足趾激活

足趾常态下向上弯曲，与脚底平面成12度~15度的夹角。在运动中，足趾有向前的移动、向下的蹬地、向两侧的位移。足趾的弹性，使得人在走路或奔跑时有更多的用力时间，产生的动力也会更强，有助于更快地奔跑；另外人触地蹬地推动身体前移的过程中，能很好地减震，缓冲地面对人体的反作用力。脚趾在运动过程中灵活性很大，主要在动态中调节跖趾和脚部其他部位的相互关系，以适应脚部的变化，以实现最佳的足部动态平衡稳定调节。在人体静止站立时，足趾会自然撑开，增大受力面积，对整个身体的静态稳定有着重要意义。

现代人的双脚绝大多数只能用于行走，脚趾只适用于行走时稳定步伐之用，但在生理学上，脚趾的功能并非一成不变，可以做简单的动作，训练得当，甚至能实现一些手的功能。

脚天生就有非常强大的功能，无须鞋子就能支撑身体重量，并提供最好的运动支持。然而，现在地面坚硬，对脚不友好，所以一双合适的鞋子十分重要，可以给脚提供很好的保护。高跟鞋建议能不穿就不穿，危害太大。

补充知识 选鞋指南

特别柔软、稳定性差、没有支撑性的鞋子都不符合生物力学及人体工效学的要求，长期穿错鞋容易导致足底疾病、膝关节痛、腰痛、颈痛，以及影响全身健康状态。那么，符合人体力学结构的鞋有哪些要求呢？

（1）鞋的大小选择：原则上要比实际脚的尺寸大一码，前后都应有一个指头的空间；如果有明显的大小脚，以大脚为参照脚。

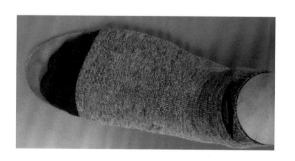

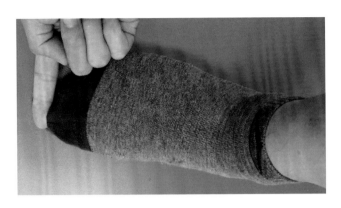

(2) 鞋帮硬度要求：鞋帮需要有一定的硬度，才能更好地限制跟骨活动，太软不行。

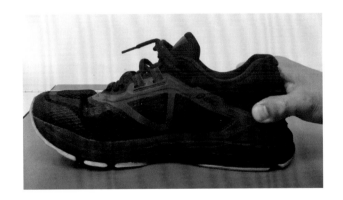

(3) 鞋底力线要求：鞋跟与鞋帮要保持在一条直线上，与水平面垂直。

（4）鞋帮深度要求：鞋帮需要有一个食指的高度。

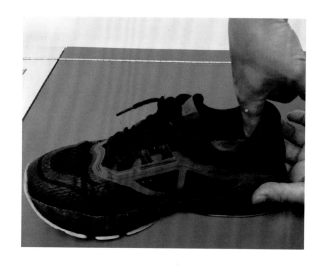

（5）鞋中部要求：鞋子中部必须稳定不能被扭转。

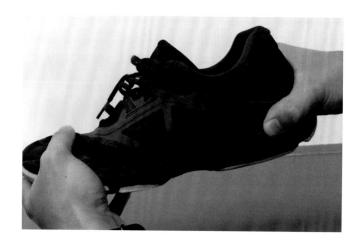

(6) 鞋前足要求：鞋前部要柔软，可以轻易对折超过60度。

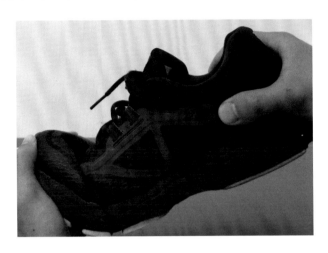

我们现代人的脚常年包裹在鞋子里，哪怕穿对了鞋子，脚趾也根本派不上用场。由于长期缺乏锻炼，脚趾就会退化，失去应有的灵活度和力量。有人的脚趾，甚至紧紧挨在一起，不用手就无法分开它们，我们一般把这种情况称之为"爪状趾"，形成的常见原因有以下几个。

- 高弓足（即足弓比正常高）。
- 长期穿长度太短、宽度太窄的鞋。
- 足趾长期缺乏运动刺激，肌腱退化。

正常情况下，脚趾在保持站立的姿态、走路，以及做其他动作时都需要参与动作。但是，绝大多数人已经失去了婴幼儿的脚趾能力，这部分能力就需要由身体的其他部分来弥补，也许是小腿、大腿或膝盖，甚至更往上的地方。这些地方可能会变得紧绷，从而发生体态不良、疼痛等问题。所以不可小看不起眼的足趾，一定要先激活它。

◆ 练习：脚趾激活

动作要点：

（1）用手缓慢地前后拉伸脚趾，不要旋转，尽可能活动到最大的限度，重复30次。

> ＊ 刚开始可能会非常僵硬，有点痛，这是正常的，慢慢练就会松开。

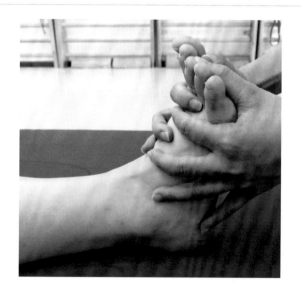

（2）用五个脚趾同时把地面上的毛巾适当地用力抓起来，然后再放松，重复30次。左脚练完再练右脚，或者同时练习也可以。

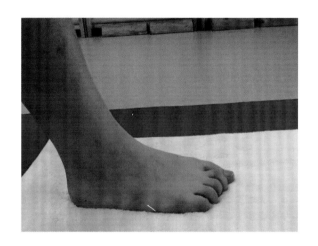

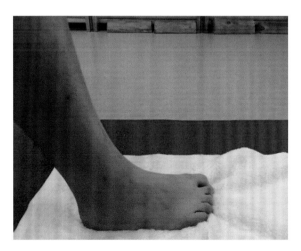

补充知识 踇外翻

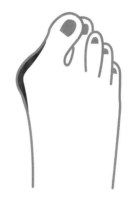

踇外翻就是踇趾往外偏歪移位过大，也有人叫拇指外翻，这是一种软组织的失衡，同时伴有骨结构的畸形。通常外翻角度大于15度即可定义为踇外翻。踇外翻的处理方法如下。

(1) 穿合适的鞋子，不要穿高跟鞋；鞋帮要硬，鞋能对抗扭转，不轻易变形。

(2) 如是高弓足，考虑穿着能承托、提高足弓的鞋垫。

(3) 对踇囊区(即突出的地方)不要按摩，揉搓，减少局部刺激。

(4) 出现疼痛可外用止痛药。

(二) 足弓激活

足弓是脚的重要结构，也是人类能够直立和行走的关键。有了足弓，脚才富有弹性，一是能吸收地面对脚的冲击力量，二是能使脚变得坚硬、稳定，更好地推动身体活动。在走路的时候，我们需要足弓来产生前进的推动力；在单脚站立的时候，足弓也能提供重要的平衡支持。

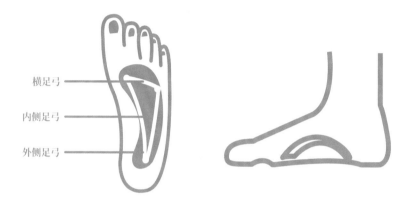

横足弓

内侧足弓

外侧足弓

和脚趾一样，常年穿鞋(尤其是高跟鞋)、地面坚硬、不良的姿势习惯等因素同样会让足弓的功能退化，缺乏稳定性和力量，有些人还会产生结构变化，比如扁平足。有些人的脚更能"任劳任怨"，跑个10公里后依然健步如飞，但有些人稍微走快些、走远点就会步履沉重，甚至腿脚酸痛，这种情况很有可能是扁平足的原因。人天生就应该有强大的足弓，所以扁平足不具有遗传上的优势，可以说绝大多数扁平足都是后天的产物。有些人则是因为错误的跑步姿势、运动习惯，导致足弓的损伤和疼痛。

足弓退化、变形带来了一系列后续的变化：肌肉不平衡，身体不稳定，局部疼痛，走路乏力等。而走路、站姿、体态等又会反过来影响足弓。为了解决我们身上存在的各种问题，就必须重新激活足弓。

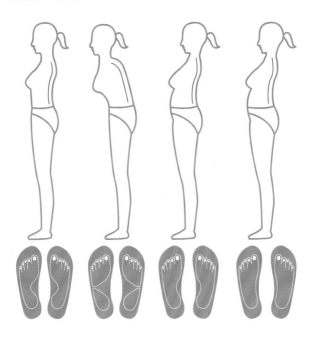

◆ 练习：足弓激活

说明：再次使用足弓以后，你会发现走路像小孩子一样蹦蹦跳跳，这正是足弓恢复弹性的结果。刚开始练习可能会有脚掌或脚底疼痛的现象，别担心，不要练习过度就不会受伤。这种现象一般会在几天或两周之内消失。

动作要点：

（1）两脚平行分开与肩同宽，前后脚站立，调整到你感觉最舒适的间距。

(2) 让支撑脚(左脚)始终保持压住地面,不能踮脚或抬起脚趾,无须刻意用力。

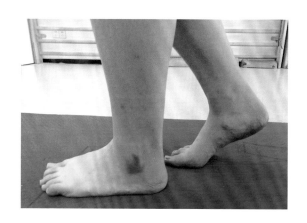

(3) 右脚向正后下方蹬,不能偏向左或向右,过程中始终保持脚掌前部(即横足弓)压住地面。

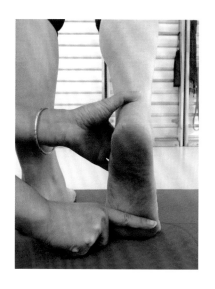

> ＊蹬的速度要慢，主要是控制方向和感知变化。

（4）蹬的脚掌与地面角度从0度蹬到接近60度时，再原路返回，让脚掌压住地面。

（5）重复以上练习60次后，换另一只脚再次练习。

> ＊过程中，保持身体其他部位自然放松即可。一般身体会自然往前倾斜，膝盖也不会绷紧而是放松。

补充知识 扁平足

扁平足，又称平足症，指足部在站立踩地时足弓塌陷或消失，足底因而变得扁平，甚至平贴于地面的足部异常。对应处理和预防的方法如下。

（1）在幼儿发育成长阶段，应该多给予足部肌肉、韧带运动刺激的机会，多做跑、跳的动作，如跳绳、跳房子等弹跳的游戏。

（2）避免做承重过重的工作；控制体重。

（3）不要光脚在硬质地面上行走。

（4）选择合适的鞋子，少穿平底鞋、人字拖。

补充知识 高弓足

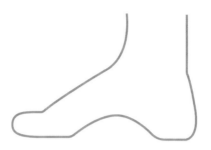

　　高弓足，简言之就是足弓过高，当足部踩在地面上，从足的侧面看，足内侧足弓高出地面很多。从足后看，跟骨直立处于中立位，或者有轻度的内翻。高弓足因为整个内侧足弓偏高，导致受力区域异常，通常足跟处与足前掌处为身体的主要重力承重区，这两处容易形成厚茧，或形成疼痛。同等身体重力下，高弓足的足底受力面积更小，身体的平衡稳定也因此变差。严重高弓足还会导致跟骨明显内翻，通常会伴随O型腿，这既影响膝关节的美观，同时还会导致膝关节内外侧受力不均，形成慢性劳损疼痛。由于足弓过高，足底关节偏僵硬，足弓的弹性很差，足踝的减震减压能力大打折扣，所以运动量加大后很容易造成损伤及形成对膝关节的慢性伤害。

　　改善和应对的方法如下。

　　在穿鞋上，我们就要引起重视，为了身体健康，高跟鞋一定要少穿，因为会加重身体的不平衡；我们要穿符合人体生物力学的健康鞋；进行适当的锻炼(即调整全身生物力学的锻炼)。

(三) 脚踝激活

在进行羽毛球、足球等运动时，步法移动非常重要，踝关节是一个应用非常频繁的部位。要想启动快，脚下蹬地要有力；要想站得稳，脚下支撑更要准。快启、急停、支撑身体、蹬地起跳等动作都是踝关节的应用，在进行高频度、高强度的运动时，踝关节的灵活度和稳定性都非常重要。而在日常走路、站立这样基本的活动中，踝关节的作用也不容小觑，但我们往往忽略了踝关节。

踝关节是身体最灵活的关节之一，可以进行两个运动面的动作：屈和伸、内翻和外翻。踝关节的柔韧性是影响身体产生推进力效果的重要因素，也是"地基"是否稳固的重要保证。

如果你有一双"锄头脚"，即脚踝僵硬，脚面不能柔软地任意摆动，说明了脚部的筋膜紧张僵硬，就会给腰腹带来很大负担，甚至影响你大腿、小腿的动作，最终可能导致小腿和膝盖疼痛、体态不良等问题。

很少人会特意对踝关节进行训练，因为平时缺乏跑跳等动作，所以功能逐渐退化。在偶然情况下，甚至会扭伤脚踝，比如穿高跟鞋时扭伤、在运动时拉伸过度、参与各类运动项目时扭伤等。由于没有得到及时正确的治疗，脚踝从此落下了毛病，让原本力学失衡的问题更加严重。为了避免脚踝问题，就必须重新激活它。尤其是习惯性脚踝扭伤的人，还必须进行脚踝的针对性加强锻炼。

◆ 练习：脚踝激活

说明：作用是提升踝关节的柔韧性和力量、灵活度。

动作要点：

（1）用手往各个方向活动脚踝，尽量拉伸到最大范围，每个方向来回做30次。

* 注意不要用蛮力，以免拉伤，保持踝关节的柔韧度。

（2）脚踝主动来回、左右活动，坐着躺着都行，做30次。

* 动作尽量缓慢平稳，不需要很用力，主要是找到发力感觉，只关注脚踝本身。

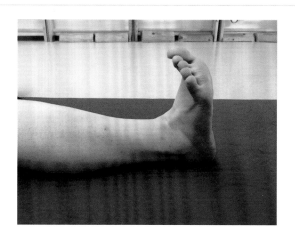

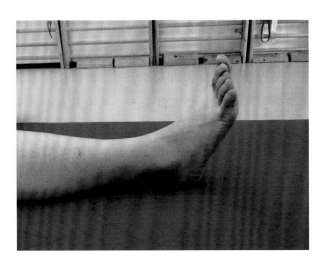

（3）让小腿前部和脚面紧贴垫子，膝关节弯曲，臀部坐在脚跟部，身体后倾，尽量把身体重量放在脚踝上，根据自身情况调整脚跟位置，可以分开也可以并拢。

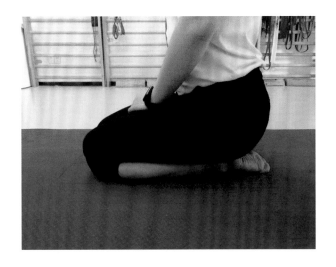

＊ 这个动作有难度，尤其是筋膜特别紧张僵硬的人。切勿勉强自己进行练习，可酌情减少时长，或用手撑住地面，再慢慢延长时间，直到你能毫无压力地保持3分钟，即起来时感觉很轻松，没有任何不适感。

补充知识 足踝粗

对于喜欢穿时尚的高跟鞋，喜欢穿裙子秀长腿的人来说，粗壮的足踝，会让她们痛恨得要掐住脚的脖子。脚踝粗的原因主要有以下几个，涉及习惯的问题要注意避免。

(1) 为追求美丽，长期穿不健康的鞋：高跟鞋、拖鞋(甚至好好的一双鞋，把后帮踩下，穿成拖鞋样)等。

(2) 体重控制不好，导致足踝压力增大。

(3) 足踝受力失衡，变粗。

(4) 身体核心部分与臀部力量不足，身体稳定性变差，导致足踝压力增大。

(5) 习惯性扭伤，足踝周围组织增生变厚。

三、膝盖调整

膝盖作为关节，起到的是承上启下的连接作用，需要拥有足够的灵活度，而不是力量。所以，膝盖必然保持一种放松的姿态，这同时也是最好的姿态。很多人对身体的使用方式一无所知，认为保持直立和走路，需要很大的肌肉力量，她们往往把身体绷得紧紧的。一个典型的问题就是膝超伸，多数人膝盖挺得很直，但人却是歪的，而且很累。肌肉紧了，你就有力了？你就直了吗？

如果你尝试让膝盖微曲，那么随之就能发现臀部、骨盆这个区域也会有相应的变化。好像臀部往后坐了，感觉有点往后倒，人也不直了？就是因为这样你才会拼命地绷直膝盖，让自己显得挺拔。可是，你拍一张侧面照看看，膝盖绷直的你其实一点儿也不挺拔，不仅臀部无力，坊间流行的妇科问题——骨盆前倾也有了。而改善骨盆前倾也很简单，你需要做的就只是让膝盖微曲。膝盖微曲很神奇，它也能让很粗的大腿瘦下来。原因没有其他的，就是恢复了大腿的正常受力而已。大腿粗的人都该看看自己的身体前倾成什么样了，整个上半身的负重都加在大腿上，不粗就没天理了。

身体维持姿势靠的是全身各处筋膜张力的均衡，只需要微微发力，就能让身体挺拔。一旦你让某处的肌肉过分绷紧，那么其他地方就需要绷紧或者松弛来满足新的拉力平衡。日积月累，身体的姿势就会慢慢变成另一个样子。在这个过程中，你不会发觉任何事情，你会觉得这个新的姿势很舒服，但是肉眼你又能看到自己的背驼了，腿O型了，脖子伸长了。

你觉得问题出在了缺乏锻炼上，但是，我们是不知不觉形成新的使用身体的习惯的，根本不知道该怎么改。即使你运动锻炼，也还是在用错误的方式使用身体，只会强化原来的习惯。你知道自己走路的方式不对，你可以选择要不要走路，但是你不能改变自己的走路方式。

O型腿的形成，就是这套身体使用机制产生的结果。为了解决这个问题，我们必须重新发现自己的身体，知道一切是怎么形成的。这个过程就是身体的自觉(所以最开始的那个练习很重要)。

每个局部的问题可能是连锁反应，也一定有关键的地方。现在很多流行的矫正膝盖问题的方法，看似能让腿变直一些，却带来了更大的问题。比如O型腿虽然不好看，但仍然能维持一个均衡的状态，不痛不痒，你硬要打破平衡，说不定膝盖就痛了，或者腿更O型了都有可能。

我们认为，膝盖这个地方不应该贸然进行刻意的调整和锻炼。到目前为止，还没有发现有靠谱的、后续不会造成不良影响的、可以直接矫正膝盖的方法。但我们可以通过对膝盖上方、下方的结构进行改善。

关于膝盖的调整，只需要做一条，平时注意保持微曲、不要绷直的状态即可，就会对体态有很大的改善。做完之前的练习，对于调整膝盖的微曲也有很大的帮助。

补充知识 晓超伸

屈膝，是膝关节向前运动的样子，那么伸膝就是膝关节向后，超伸就是膝关节向后太多。从某方面讲，膝超伸似乎是好事，它让你整个小腿显得更加粗壮有力，让想要欺负你的人，时刻感受到来自你腿部的威胁；膝超伸伴随的骨盆前倾前移，让你看上去胸腹挺立有气势。

从外在形态上看，整个膝关节向后过伸，导致整个小腿肚子显得很圆很粗，而整个下肢看起来像一个反着的"C"。

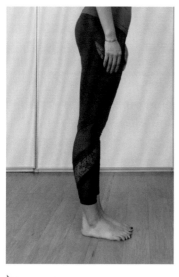
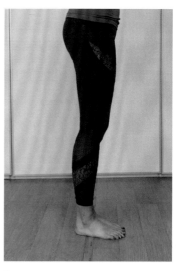

▶▶ **膝盖超伸**   ▶▶ **正常**

超伸就超伸吧，好像也没什么不好，但实际上膝超伸有很多不良影响。除了腿不直、腿短、腿粗之外，还会影响整体的体态结构。

膝过伸会连带出现骨盆前倾，小腹突出，臀部后翘。如果只从后面看，哇，翘臀！实际从侧面看，膝过伸——骨盆前倾，原来是个假翘臀。这种假翘臀，不仅不能撑起美丽，反而会翘出健康问题。骨盆前倾会导致胸椎过度后凸形成含胸驼背或圆肩，而在这种身体结构下又会进一步导致颈椎过度前伸——乌龟颈。整体形态之难看，可想而知。在这种体态下，长期如此还会导致各种疼痛的发生。

从膝关节局部来看：膝超伸会对膝关节造成巨大损害。在这种情况下，关节周围的软组织(包括韧带、肌肉、筋膜等)为维持关节的稳定状态需要做更多功，因此膝关节周围的组织很容易形成慢性劳损，进而产生疼痛。

从力与疼痛的传导角度分析：髋—膝—踝是联动一体的，任何一个环节的问题，会向另外两个环节传导。膝关节的问题自然不可避免地会向踝关节与髋关节传导。膝关节的过伸，会导致踝关节与髋关节的关节对位受到影响，结构的异常会导致功能的异常，功能的长期异常会导致组织的劳损疼痛。

造成膝超伸的主要原因如下。

1. 核心失稳——骨盆前倾

腰腹部不能很好地维持骨盆的位置，导致骨盆前倾；骨盆前倾状态下，身体重心就会前移，膝关节就会出现后伸代偿。

2. 长期不良站姿

重心过度前移，身体重力线通过膝关节前方，会形成一个膝关节水平向后顶出的压力，长期如此会导致膝关节姿势性的过伸改变。

3. 长期穿着高跟鞋

穿着高跟鞋时，后跟的升高会将身体重心推前，膝关节会代偿向后面顶出，在这种模式的长期刺激下就会形成膝过伸。

4. 外伤导致膝关节本体感觉受损

膝关节的屈伸有赖本体感受器准确判断膝关节的位置，如果本体感觉受损，它对膝关节的位置定位就会出现偏差，就容易造成膝超伸。

5. 扁平足——跟腱挛缩

扁平足，因为足弓完全塌陷，会牵动身体重心前移，身体为维持身体中立位的平衡，会通过膝过伸的代偿来平衡身体重心的前移；跟腱的挛缩会从足跟大大地增加整个小腿后侧向下的牵张力，这个牵张力如果长期存在，就会将膝关节平面向后下方牵拉，最后导致膝过伸的状态。

补充知识 腿短、腿不直

有很大一部分为自己的腿操心的人，要么是腿短，要么虽然腿不短，却是X型腿或者O型腿，显得短。如果天生是短腿，基因已经决定了，基本上没有很好又安全的方法让你的腿变长了。

腿看起来不直的原因有以下三种因素。

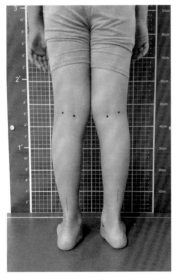
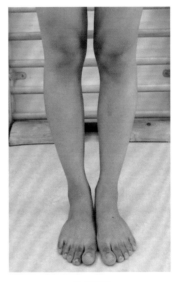

X 型腿　　　　　　　　　　O 型腿

(1) X型腿(膝外翻)。

(2) O型腿(膝内翻)。

(3) 膝超伸。

　　X型腿与O型腿的情况大致相似，一个是膝外翻，一个是膝内翻。接下来就以X型腿为例进行分析。X型腿，顾名思义，腿型像X，两下肢自然伸直或站立时，两膝能相碰，两足内踝分离而不能靠拢为主要表现的异常。

　　X型腿的评估方法：双下肢与肩同宽站立，双下肢向中间并拢的过程中，如果膝关节内侧先碰到了一起，而踝关节没有碰到一起，有一定距离时，则为X型腿。

　　那么X型腿有什么不良影响呢？

　　(1) 影响形体美观：整个身体的曲线到小腿应该向内收紧，但是有X型腿的人的腿却是向外侧张开的，破坏了整个人体的曲线美感。X型腿的人下肢内外侧肌肉用力不均匀，外侧的肌肉主动发力更多，加上整个小腿向外打开，这样就显得小腿又粗又短。在这种结构与受力状态下，小腿看上去是弯的，自然也就失去了笔挺的美感。

　　(2) 影响整个下肢的正常功能：不仅膝关节的关节面的对位异常，连带导致踝关节、髋关节的关节位置也会受到影响，造成关节对位不佳，关节的稳定与功能都会受到巨大影响。当髋、膝、踝三个关节都受到影响，也就意味着整个下肢的行走、跑跳、蹲起站立等功能都会受到影响。

　　(3) 造成关节磨损，形成慢性疼痛：X型腿髋—膝—踝关节的关节对位不佳，关节受力和传导的不平衡都会加重关节的磨损。在这种状态下，关节周围的肌肉力量失衡，造成关节不稳定的同时，还会导致肌肉的慢性劳损与疼痛。年龄大了，就容易出现关节痛，影响到正常的行走活动。

造成X型腿主要有以下几种原因。

(1) 小儿佝偻病后遗症。佝偻病是由于婴幼儿、儿童、青少年体内维生素D不足，引起钙、磷代谢紊乱，产生的一种以骨骼病变为特征的全身、慢性、营养性疾病。婴幼儿时期严重的佝偻病，会导致不同程度的骨骼畸形，X型腿就是这种畸形的其中一种。

(2) 先天的遗传。父母有先天型X型腿，很大概率会遗传给子女。

(3) 营养不良、软骨的发育障碍导致膝关节发育异常。

(4) 外伤、骨折等导致膝关节位置异常，逐渐形成X型腿畸形。

(5) 走姿、坐姿、站姿不良，及长期从事某些单一的运动项目，造成腿型渐进式改变。具体如：①外八走路；②W坐姿；③不良站姿；④单一方式的运动项目：轮滑、溜冰等。

(6) 身体结构改变带来的后续影响：如足弓塌陷——骨盆前

倾等。

预防、改善X型腿、O型腿，主要是找出自己生活中会加重或导致X型腿的习惯，积极改变这些习惯，阻断问题的根源，再认真耐心地进行本书提供的相关练习，应能改善腿型。

值得说明的是，由父母遗传而来的严重的X型腿、O型腿是很难彻底改变的，常规矫正X型腿、O型腿的方法只能防止这类腿型进一步恶化、辅助改善的作用，并不能完完全全矫正腿型。而对于有迹可循的、因为身体结构和生物力学的失衡导致的X型腿、O型腿等的矫正效果会好很多。

四、腿型调整

(一) 真性腿粗与假性腿粗

每一位女士都想拥有一双漂亮的大长腿，但是非常遗憾，拥有这种美腿的人少之又少。即使是女明星，也逃不掉著名的"粗腿定律"：失去PS光环之后，粗腿就会原形毕露。

其实，腿粗可以分为两种：假性腿粗和真性腿粗。假性腿粗的人腿是直的，大腿前侧、大腿外侧、小腿外侧、小腿后侧没突起的肌肉，双腿的线条自然流畅。只是因为整个人发胖了，胖得很均匀，导致腿上的脂肪跟着全身一起多了起来，才显得腿粗而已。假性腿粗还是很幸福的，身材匀称，只要减肥了，腿就会跟着瘦下来。

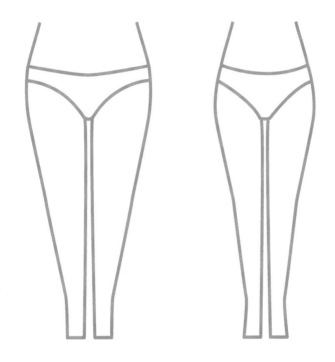

但是，这种人其实少之又少。绝大多数女士，都是真性腿粗，或者混合型腿粗。她们的大腿前侧和外侧，小腿外侧和后侧有明显的"肌肉凸起"，如果再加上O型腿，腿就会显得特别粗，又特别短！

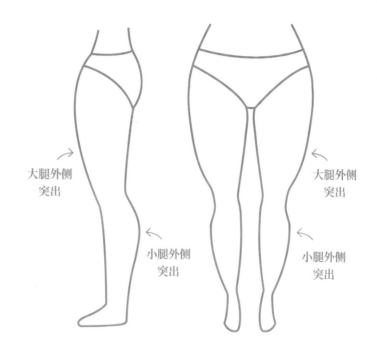

真性腿粗的成因，并不是胖，很多有这个问题的人上半身都非常瘦，完全不成比例。所以，再怎么减肥，腿还是不会变细。如果刻意锻炼腿部肌肉，比如跑步，那么还会越来越粗。按摩或者拉伸似乎有点作用，但基本就是做无用功而已。因为真性腿粗的根源，在于身体的生物力学失衡。

为什么腿粗其实不重要，重要的是如何能瘦下来。问题就出在试过了各种方法，双腿却无动于衷上。不过，从我们的实践经验看，局部瘦腿确实可行，而且有很多成功的案例。

(二) 假性腿粗的瘦法

假性腿粗与几个不良的工作、生活习惯有关，这些习惯会造成我们腿部的经络淤堵。

- 久坐不起,血液流动、淋巴循环受阻容易引发水肿,令脂肪、水分堆积。
- 水喝得挺多,却不怎么上洗手间,很容易造成下半身水肿,脂肪堆积。
- 跷二郎腿会严重阻碍腿部的血液流通和淋巴循环,让下半身浮肿。

所以，要先改掉这几个不好的习惯，然后通过"粗腿"的不同表现，判断是哪条经络淤堵了，就能相应地解决问题。

1. 大腿内外侧粗

肝经、胆经的堵塞，会形成大腿内外侧的肥胖。一旦休息不好或者疏于保养，就会导致肝胆超负荷而形成淤堵。

解决方法：推肝经、敲胆经，顺着经络路线(即大腿内侧外侧)，自上而下进行推拿、敲打，力度以个人感觉舒适为止。刚开始操作时可能会有疼痛感，随着经络的慢慢疏通，就会减弱或消失(下同)。

推肝经做法：双手交叠，压在大腿根部，大腿内侧有三条经络，中间是肝经，靠近正面的是脾经，靠近后面的是肾经。

沿着大腿内侧肝经的位置，稍用力向前推到膝关节，反复推动五十遍，然后换另一条腿。如果直接在皮肤表面推，可以涂些润肤油。推肝经的手法位置不需要特别精确，也可以用敲打的方法，用手或者按摩槌沿肝经敲打即可。

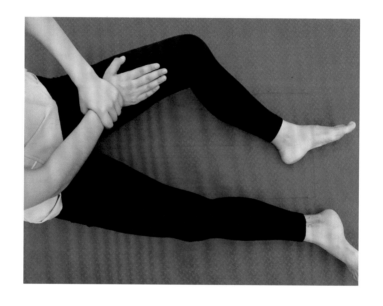

敲胆经做法：微握拳，用拳面有节奏地敲打。注意，因敲胆经可以促进气血生发，因此孕妇、发怒、晚上十一点以后以及高血压控制不佳时禁止操作。

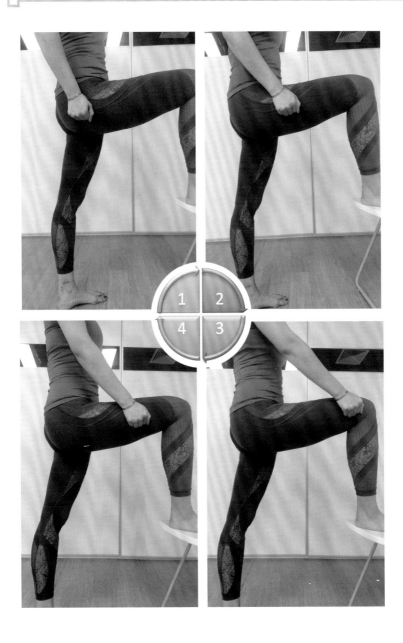

2. 大腿前侧粗

大腿前侧粗的原因是脾有这种情况的人往往胃口好，吃什么都行，吃多少都不饱，却不消化。

解决方法：揉腹，双手以肚脐为中心，先逆后顺各揉36圈，早中晚各一次，饭后2小时内别做。

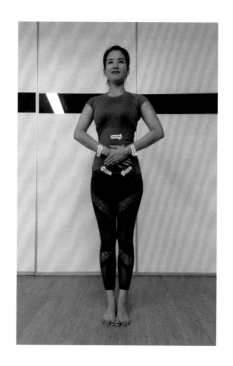

3. 大腿后侧粗

肾虚的人水湿代谢不好，就会在膀胱经滞留造成后背和大腿后部的肥胖。

解决方法：按摩膀胱经，由臀部下缘开始顺着腿部后侧，自上而下用手按摩大腿(也可以用泡沫轴代替)。

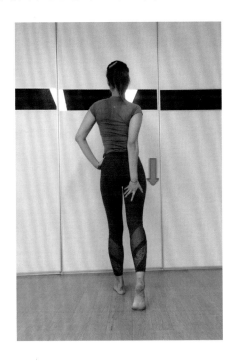

小腿粗也是同样的道理。当然，也有那种前后内外经络都堵的粗腿，俗称"大象腿"。局部瘦腿也可以这么操作，但是最好还是进行全身性的经络疏通，见效更快，而且也能起到减肥和促进健康的作用，练前面教的体操即可。

（三）真性腿粗的瘦法

力学失衡导致的真性腿粗，这也是大家不太了解的，常常都误认为是体质或者遗传的结果。其实，我们每个人天生都应该是完美的体型、体态和生物力学，让人逐渐变得不完美的是后天的习惯动作。

比如，走路就是一个最典型的、不为人知的习惯，每个人走路的姿势都不太一样。光是脚掌的走法，就有外八和内八的不同，有人大八、有人小八，极少人是脚掌与前进方向平行的。这种八字的走法，会使脚掌以上的部分产生相应的扭转，影响膝盖乃至腰胯的受力，使腿部内外侧的筋膜和肌肉发生力量和形状的变化。而在抬起的脚掌落地之时，有人是脚掌外侧受力缓冲，有人是内侧受力，还有人是脚后跟受力，这也会使身体的生物力学逐渐发生改变，最终失衡。看看鞋子磨损的地方和程度，就知道失衡有多严重了，一般人都是鞋子的内侧或外侧磨损明显，而且左右磨损的程度往往不同。

当然，每天走路带来的这些变化都微乎其微，是真正的潜移默化。然而我们并没有一种感觉，像视觉或听觉那样，给予大脑及时的反馈，从而进行修正。我们只是不断地习惯新的身体使用方式，才有了新的身体结构。

腿粗就是这么来的，其实大多数腿粗的人还不仅仅是腿部外形的变化，肯定伴随着肌肉或关节疼痛的问题，所以她们无法久行、下蹲或者跳跃。等到无法忍耐疼痛，被迫去医院时，可能发现有骨质增生，或许就会被诊断为退行性膝关节炎之类的。所有的腿粗和疼痛，都不是莫名其妙就出现的，也不是遗传或者退化的结果，而是生物力学失衡、筋膜张力改变的具体表现。只是现在极少人了解它真正的成因，毕竟这门学科还很年轻，大多数医生都没有听说过，更何况普通人。

另一方面，经络淤堵和力学失衡是相互影响的。经络堵得越厉害，力学失衡就越严重；力学失衡越厉害，经络淤堵也就越严重。力学失衡的问题，处理起来比经络淤堵麻烦，因为需要人有自觉，知道自己哪里出了问题，然后还要通过正确的顺序(即本书设计的练习顺序)逐渐还原身体的力学结构。

我们不用针对腿部做特别的练习，就能起到瘦腿的效果，因为腿粗是结果。但不能很快见效，得等到身体的生物力学失衡状况有较大改善之后，需要耐心。相反，刻意练习腿部动作可能会让腿粗的问题更严重。

补充知识 便笺卡

"为什么我腰细胯宽屁股扁？"

"明明不胖，为什么感觉自己的大腿根部有明显的突起？"

"为什么我的屁股越来越大？以前不是这样的！"

为什么大家身高差不多，照相时却总感觉腿比别人短？为什么买的裤子腿合适但是骨盆总是装不下，感觉要撑爆了？为什么腿越来越X型了？如果有这些问题的困扰，那你就应该认真观察是否有假胯宽。

女生天生比男生胯宽，这是生理决定的，因为女性骨盆要适应孕育胎儿和分娩的功能。很多欧美姑娘就是天生胯宽，身材让人惊艳的维密天使大都是这种身材。为什么有的胯宽好看，有的胯宽却显腿短呢？这就是"真胯宽"与"假胯宽"的差别。

真胯宽的位置在腰际，一般是天生的，也就是骨盆上口的位置比较宽，或者说骨盆比较大。假胯宽的位置则是在大腿根，股骨大转子突出位置，一般是后天因素造成的，看上去比较突兀，也有天生的，但是不多见。简单来说，假胯宽就是骨盆最宽的位置下移到了大腿根部。

从视觉效果上看，真胯宽因为位置较高且宽，和细腰形成对比，会显得腰细腿长；而假胯宽不仅显得骨盆非常大，看上去腿还又短又粗，形象气质大打折扣。

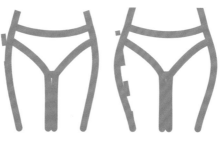

正常胯宽　　　　假胯宽

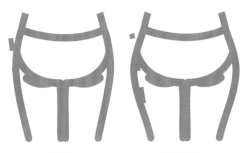

正常胯宽　　　　　　假胯宽

假胯宽的形成有多种原因。

(1) 结构性的骨盆结构不同。女性骨盆外形宽而短，骨盆上口较大，近似圆形，骨盆腔的形态呈圆桶状。由于个体差异，总有一群人的骨盆下角显得很宽，这是先天因素，一般很难矫正。

(2) 功能性的髋关节过度内旋。比如长期走路内八字(模特就是这样走的)、久坐、跷二郎腿、习惯膝关节内扣夹腿，这些不良习惯日积月累都会导致组织增生，形成假胯宽。

(3) 足弓塌陷引起的下肢生物力学失衡。足弓塌陷之后导致股骨大转子相对于髋臼更加突出，使骨盆看起来更宽。

(4) 肥胖，脂肪堆积。因为臀部与人类站立时的重心位置接近，在这里囤积"备用能量"不会影响人类坐站走跑跳时的重心变化。脂肪的堆积符合"重心近端效应"，即脂肪倾向于人体重心位置及尽可能离重心近的位置，同时脂肪的堆积会使身体出现中间大、两头小的现象，下肢相对于躯干来说是偏弱的，为了使下肢更好地支持较大的体重，身体会悄悄地使两个膝盖相互靠近，以达到力学上的稳定。这也是为什么你在大街上见到的肥胖人群中，绝大部分都是X型腿，而不是O型腿的原因。而X型腿就会导致应力集中在股骨大转子处，长期的应力集中会让身体产生代偿，让局部组织增生。这种代偿是很细微的、渐进的身体结构改变，但严重的假胯宽正是"积少成多"的结果。

改善假胯宽的第一个要点，也是最重要的，是改掉不良的姿势习惯。我们一直强调这一点，之后才是进行相关的练习。

◆ 练习：假胯宽改善

说明：用泡沫轴来放松大腿外侧、内侧和臀部。

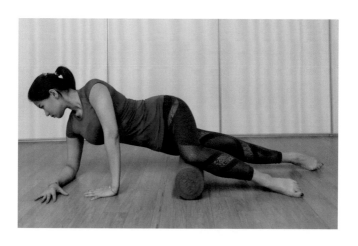

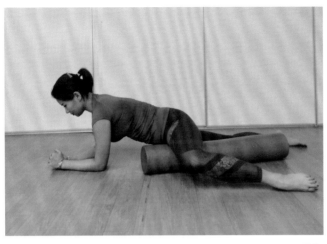

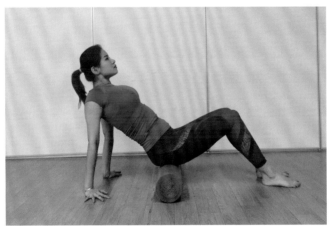

动作要点：

（1）将身体压在泡沫轴上。

（2）用身体来回地滚动泡沫轴，力度适中。

（3）每次放松时间建议为2分钟，也可根据自身情况酌情调整。

五、臀部调整

很多人没办法跑步，就快走减肥，但是经常发现大腿、小腿越走越粗。这主要是因为不会用臀部走路。说起走路，大家想到的一定是用脚、用腿走路，怎么还用到了屁股？

因为臀部在下肢中占据的地位非常大，可以说是人体运动的发动机，也是走路时身体向前推进的主要动力来源。当我们长期久坐、缺少运动后，臀部就会"失活"，导致力量和弹性大幅下降，外形也会随之发生变化。与此同时，臀部该做的工作，就不得不由膝盖、大腿、小腿或腰部来做，从而产生腿粗、膝盖痛、腰痛等副作用。

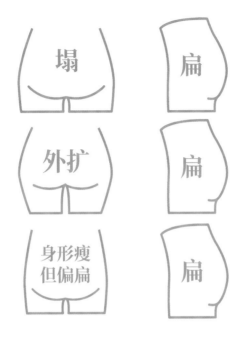

不会使用臀部走路时，根据个人的力学失衡状况，通常有以下几种不同的表现。

(1) 过度使用大腿后侧时，在步态上会体现为——感觉会向后"撩腿"，而且大腿后侧肌肉容易僵硬。

(2) 由小腿提供更多的蹬地力，长期反复容易造成小腿增粗、肌肉僵硬。

（3）臀部无力导致步子变小，为了维持正常步伐，大腿前侧就会向上抬。这种高抬腿的走路方式，会让大腿前侧肌肉紧张僵硬，最终让大腿越走越粗。

因为习惯问题，我们很难在走路时感觉到臀部发力。所以现在要做的就是激活沉睡的臀部，把注意力集中在臀部上，去感受臀部的工作。我们选择一些比较容易执行的练习动作来寻找臀部的存在感，而不用进行臀部力量的练习。做了激活臀部练习后，最重要的是把用臀部的习惯融入生活，走路、上下楼梯、坐下起身、俯身拿东西，都去感受臀部发力的感觉，让臀部越来越有效率。当臀部发力成为自然而然的习惯，你的步态就会越来越好，生活也会越来越好。

◆ 练习：臀部激活

说明：左右都要练，无须刻意强化一侧。

（1）侧躺在地面，手轻轻搭放在胸前，身体保持放松，由臀部带动大腿往外侧移动，再回到原位，做30次。

> ＊速度要慢和平稳，用手感受臀部外侧发力，如果太累，中间可以休息一会儿再继续做完。

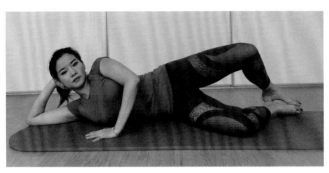

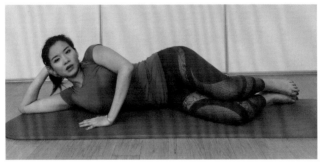

（2）双脚分开站立，略宽于肩，双腿交叉侧行，做60次。

＊ 不要用蛮力，注意灵活转动臀部，过程尽量平滑，速度慢一点避免绊倒扭伤，脚跟不一定要着地，左右脚前后位置都没关系。

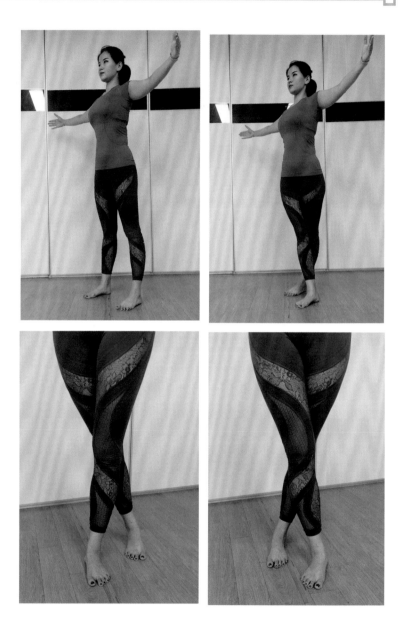

补充知识 骨盆前倾

　　骨盆不仅仅是有前倾和后倾，左右也会发生倾斜。正常健康的骨盆，应该处于中立位，没有前倾也没有后倾。臀部和腰之间的弧度，有些人是自然的形态，有些人却是靠使劲地翘腰才能做到。这种状态下腹部会向前移，这就是虽然很瘦，小腹却往前凸鼓起来的原因。

　　有没有骨盆前倾，根据以下动作自测即可：用双手的拇指与食指围成一个三角形放置于你的小腹部，从侧面观察，如果拇指远远比食指更靠前，那么就是骨盆前倾了。

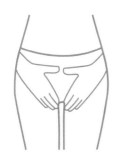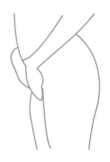

三角形垂直于地面→盆骨正常　　　三角形掌根位置高于手指→盆骨前倾

　　骨盆前倾的原因有臀部失活、姿势不良、腰腹无力等，不仅看起来不好看，还容易产生让臀部横向发育、腰背僵硬、背部疼、加重便秘和痛经的情况，影响血液循环。

　　但骨盆是会左右来回运动的动态结构，它不是卡着不动的机械机构。在生活中进行各种活动的时候，它有时前倾、有时后倾，有时旋转，这才是真实的情况。如果人为地去改变，强行修复骨盆的位置，那肯定会衍生后续问题。因为骨盆不是靠自己维持中立位置的，是靠它周围的软组织，包括筋膜、肌肉、脂肪和皮肤等，才能固定在一定范围之内。整个身体早已根据人的行为习惯发生了变化，你突然改变了骨盆位置，骨盆看起来是好了，但是其他地方没变，是不是就扯到了或者变松了？

拆东墙补西墙不可取！只有全身上下一起改变、优化，或者是改变那个影响全身的关键点，才能有稳定的、好的结果。穿高跟鞋、跷二郎腿这些都要避免，我们重点讲讲目前关于骨盆前倾矫正的误区和应该怎样进行正确的调整和练习。

有人把骨盆前倾称为下交叉综合征，把原因归为髂腰肌和竖脊肌过于紧张，腹肌和臀大肌无力，导致骨盆受力不平衡，骨盆被拉着向前倾。

所以，对策就是通过训练与骨盆相关的肌肉，拉伸或者强化肌肉力量，从而调整骨盆的位置。平时，为了保持骨盆在"正确位置"，很多人都刻意地收紧腹部。有的人如果不收紧腹部，可能还会腰痛。这个方法对吗？或者我们应该问，原因找对了吗？小孩子的骨盆基本不前倾，他们需要刻意收紧腹部来保持吗？不需要。很多人的肌肉也很紧张、无力或者从来没有做过相关训练，怎么就没有骨盆前倾呢？

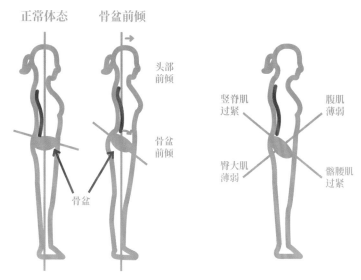

其实改变骨盆前倾很简单，只需要做到"尾闾中正神贯顶"。尾闾即屁股中间那里，原来长尾巴的地方。这根骨头竖直中正了，骨盆也就正了。控制这根骨头的位置不需要肌肉刻意用力，而是由脊柱向上拉，而屁股向下坐。此时，你的膝盖应该微曲，臀部就会跟着收敛。人看起来也会精神抖擞、挺拔，所以叫神贯顶(其实就是我们前面讲到的，体操动作的基本身型)。

解决骨盆前倾，只需要这么简单的一个操作。但由于习惯问题，或者头颈部过于僵硬，让大脑错误判断了身体处在不直或者快要倒的状态，你会很方也很慌，所以会自然地绷紧膝盖或收紧腹部，反而又变成不直了。简单来说，就是身体做了大脑不相信的事情，不信你可以拍个侧面的照片看看。

改变大脑的成见和你的习惯需要通过训练，同时也需要松开你僵硬的筋骨，才能保持放松的身体状态。之所以需要绷紧腹部骨盆才不会前倾，一方面是因为前后筋膜的张力异常，另一方面是因为腹压不足，无法稳固骨盆结构。通常是由于胸式呼吸导致的，气下不到腹部这里来。骨盆不正，与其说是原因，倒不如说是结果更恰当。要解决骨盆前倾的问题，必须从根本做起。

六、腰腹调整

动物基本都用腰胯发力，而人只会用四肢的力。所以二三十斤的狗发飙，一百五六十斤的人拽不住。因为腰胯是全身整体之力，而四肢只是局部之力。

其实婴儿都是用腰胯的，在床上爬来爬去像蛇一样匍匐，一旦会走慢慢就忘记了如何用腰。比如小孩怕打针，闹起来大人都控制不住，你把他腰箍住，就马上解决问题了。因为本能出来了，腰就用上劲了，胳臂腿也忘了，这力量得有多大？在多年的生活之后，成年人只知道用胳臂腿发力，腰的本能已经遗忘了。

动物发力除了腰胯之外，还有个重点，就是脊背。比如老虎走路屁股高高耸起，一撅一撅的，身体是个S形，整体就像个弹簧，随时都会蹿出去。老虎的脊柱方向和四肢方向是一致的，所以来自腰胯的力量可以很顺畅地传递到四肢。但人的肩臂和脊柱十字交叉，从腰胯上来的力量到这儿就中断了，因为人后天关节基本都长死了，特别是肩关节和胯骨轴，关节固定在很小的范围内运动，就不知道怎么用腰胯的力，只会用胳臂腿的力。所以普通人只会用两臂的力量，而不懂得用腰胯整体发力，所以控制不住一条发怒的小狗。

在传统武术中有内家拳的说法，包括形意拳、太极拳、八卦掌，都特别讲究腰胯发力，故能"四两拨千斤"，就是通过长期的锻炼，重新松开腰胯。

腿在身体中是受力的，膝关节是传递力的，走路没有压着膝盖走的，也没有提着走的，是自然放松的。但由于长期生活中种种不同角度腰胯的承受力，使得腰胯定形，变得僵硬紧张。腰胯不松，把身体重量压在了膝关节。膝关节同时还要做移动重心，单腿受力，这样膝关节将会负荷过重。健身要想膝盖不疼痛、不受伤，就要松腰胯，能松开就知道膝关节该是什么样的了，膝盖疼痛、腿粗的问题就能彻底解决。

大多数人不知道松腰胯是怎么回事，认为不使劲就是松，放松不是放软。腰胯受力其实是筋膜受力，筋膜绷得太紧了就容易失去弹性。这跟骨头并没有关系，骨头活动是受到筋膜如弹簧般的牵引。想通了这点，我们就知道要想松开腰胯，先要让筋膜如弹簧一样恢复原状。

◆ 练习：松开腰胯

说明：这个练习是内家拳的训练动作，看似简单，实则比较难。由于腰胯紧张，初练容易转臀部，要耐心多练。练到一定程度之后，不仅腰胯能松开，还能瘦肚子，改善肚子冰冷、月经失调、便秘等问题。

动作要领：

（1）双脚站成马步，腰部下沉放松，仿佛坐在一个高脚凳上，根据个人情况调整屈膝程度，以不疼痛为准。

（2）十趾抓地，膝关节放松，沉肩坠肘，双手抬起置于身前。

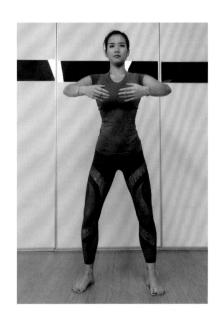

（3）用尾龙骨画圈转动，转圈大小以舒适为准，注意感受尾龙骨的位置。

（4）转动时，尽量保持膝关节不动，先转腰，再转胯，以腰带胯。

（5）左转23次，再右转23次，转动速度要平稳缓慢。

（6）闭上眼睛，面带微笑，呼吸自然。

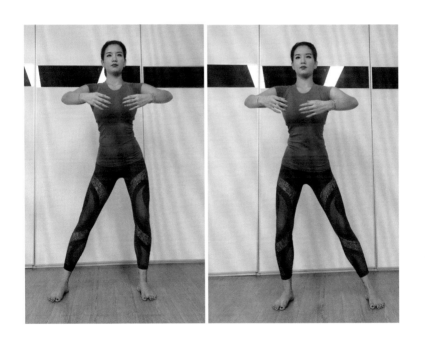

补充知识 大肚子

减肥的人可能都有一个令人头疼的问题，那就是要胖先胖肚子，减肥最难减的也是肚子。很多看起来很瘦的人，也有一个明显的小肚子。拥有一个突出的肚子，当然很不美观，这是女性关注的重点，因为腹部脂肪的过分堆积已经严重影响了身体健康。

典型的一个表现，就是便秘，吃进去的食物残渣在肠道里反复发酵。一方面，这会让身体有更多的营养可供吸收；另一方面，理应在十几个小时之内被排出体外的代谢废物，却滞留体内长达数天甚至一周。想象一下，你蹲在厕所半小时都受不了，大肠跟这些有毒的废物待一起那么长时间，肯定也会受害。大肠是运输代谢物的器官，不是储存大便的化粪池。身体的各项机能井然有序，如果在其位，不谋其政，就要出问题。

这个大肚子是怎么形成的？其实可以归结为一条，就是腹部经络不通，气血不畅。腹部是收纳脾、胃、肝、胆、肾、膀胱、大肠、小肠、子宫等脏腑的空间。这些都是与消化代谢息息相关的器官，当经络不通之后，气血就开始不畅，多余的脂肪无法顺利地被利用或排出，便开始堆积成大肚子。其主要原因有以下几个。

第一，久坐缺乏运动，腹部筋膜僵硬缩短，导致腹部经络微屈了，就像水管被掰弯了。

第二，饮食习惯不好，喜欢吃寒凉的食物甚至冷饮，气血凝结。

第三，胸式呼吸，气不足以推动腹部正常的代谢运转。

第四，情绪不良，一肚子怨气。

腹部如果出现问题了，全身会产生连锁反应。肚子大仅仅是一个表面现象而已，包括手脚冰凉、痛经、皮肤晦暗粗糙、长斑、长痘、胸部下垂萎缩外扩都与此关系。原因已经说得很清楚，所以减掉大肚子，靠节食和普通的运动是不可能奏效的。单纯锻炼腹部肌肉的运动，比如卷腹、仰卧起坐，只会让腹部筋膜越来越紧张僵硬，雪上加霜。真正的解决方法是疏通腹部经络和恢复气血运行。

第一要务，不要久坐，时不时站起来；别吃冷饮了，生冷的食物也尽量少吃。这两个坏习惯不改，怎么锻炼效果都不会很好。最合适的方式是锻炼全身经络的广播体操，对于中年女子来说，没有比这更简单、更好操作的方式了。只要开始练，就会慢慢有改善。冰冻三尺非一日之寒，需要坚持一到三个月才有明显的效果，严重的甚至要更长时间。

当然局部的揉腹也有作用，平时有空躺着或坐着都可以用适中的力度按摩腹部，自肋骨下缘往肚脐之下，从上到下按摩即可，次数不限，以舒适为准。

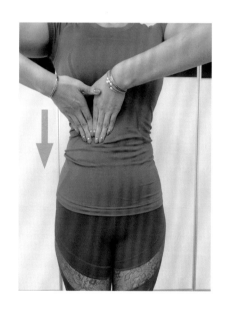

最容易忽略的一个锻炼是腹式呼吸。呼吸是24小时都在进行的运动，不当的胸式呼吸会造成很多问题。很多人都学过瑜伽，知道腹式呼吸，但大多数人理解的腹式呼吸都是错的——以为用力鼓起肚子，就是腹式呼吸。其实真正的腹式呼吸是吸气进入腹部，自然鼓起肚子，而且是360度，但腹部肌肉完全不需要刻意用力。刻意鼓起肚子的呼吸，气并没有到达腹部，反而打乱正常的呼吸步调，起了反效果。有人听说腹式呼吸可以减肚子，练了好几年，肚子却越来越大，就是这个原因。如果你能掌握正确的腹式呼吸，时时练习，那么很快就能看到肚子有明显的变化。

补充知识　腰椎间盘突出

　　现在腰疼的人越来越多了，年轻人大多是经常坐着的上班族，辛苦一辈子的老人家腰疼腿麻的也不少。几乎所有腰疼的人，都不是因为骨头折了，但可能会有小关节的错位，甚至腰椎间盘突出。实际上，很多腰不疼的人也有腰椎间盘突出的状况，但不一定会有任何症状。所以，医生会综合病人症状、查体和片子，来断定是否为腰椎间盘突出症。在他们看来，仅仅是椎间盘突出，没有疼痛、麻木等其他症状，就不是腰椎间盘的问题。如果没有椎间盘突出，或者椎间盘突出被医生认为不构成腰疼的因素，一般诊断就会是"腰肌劳损"。

　　有些人还有腿疼、腿麻的状况出现，严重的时候，患者会描述为刀割或烧灼般的疼痛，路也不能走，夜间睡眠困难，大小便、咳嗽、打喷嚏等都会加重症状。这种情况一般是神经根受到压迫的情况，可能就会被诊断为腰椎间盘突出症。但是，诊断可能是错的！

　　在临床中，有一种名为"梨状肌综合征"的情况，即坐骨神经在臀部的梨状肌受到压迫，引起了下肢麻木和疼痛，与腰椎间盘突出压迫神经根的症状十分类似。所以，如果医生没有这方面的经验，可能会误诊，直接把腰疼与腰椎间盘突出对应上。如果诊断是错的，那么治疗方法自然也是错的。

医院对腰椎间盘突出症的非手术治疗方式包括绝对卧床休息、持续牵引、理疗推拿按摩等。如果非手术治疗不成功，医生就会建议情况比较严重的病人做手术。腰椎间盘突出走到手术那一步就太晚了，绝大多数人都不需要手术。而且，突出的腰椎间盘是可以恢复正常的，腰疼往往与腰椎间盘突出没有任何关系。

骨科医生一般认为，"长时间不良姿势导致腰椎间盘缓慢退化，腰部肌肉力量保护作用下降，在某个剧烈的应力和运动的情况下，诱发了腰椎间盘纤维环破裂，导致了髓核向腰椎管内突出，从而刺激到神经根，表现出腰腿痛的症状"。

这个认识有很大的误区，把腰椎间盘突出的原因都归结到腰部这里了，并且简单地归结为肌肉力量的问题。这个解释和实际情况很不符合，因为现在有些腰椎间盘突出的例子是很小的孩子，椎间盘还在生长阶段，也没有剧烈运动，但还是突出了。而很多剧烈运动的人，也从来没有腰椎间盘突出的问题。腰椎全部的椎体都受到来自上下的压力，为什么突出的基本上都是腰椎下部的那几节椎间盘？单纯是承受更多体重的关系吗？当然不是，不然为什么颈部椎间盘也会突出？真正的原因是什么？

　　这就要从腰部是传导全身力量的枢纽说起了。练内家拳的人都知道，腰为一身之主宰。正常情况下，脊柱会通过椎间盘，一节一节地把力进行上下传导，人体的生物力线是一个流畅的状态，椎间盘始终保持一个良好的状态，不会突出。然而，由于我们很多人长期处于一个固定的姿势，不管是久坐不动，还是干活太劳累了，就会让包裹着脊柱的肌肉、筋膜疲劳，进而产生僵硬的问题。这些原本具有弹性的软组织，渐渐地失去了弹性，让原本流畅的生物力线出现卡壳，不能顺利传导出去，腰部这里开始受到多余的压力。这种压力通常是一种螺旋扭转的情况。就像拧毛巾一样，多余的力从上下两端同时"拧"脊柱，把椎间盘给挤出来了。从外表看，突出的椎间盘上下椎体一定有相应的旋转、错位，并非完美对齐的。整个人通常都会有身体偏歪的状况，比如高低肩，重心偏向一侧，骨盆歪斜等，这是生物力学失衡的体现。

　　通常腰有问题的人，臀部和背部都处于松软无力或者僵硬的状态，臀部松软无力，以至于让腰部承受了过大的负荷，从而产生劳损、疼痛的症状。所以，我们改善、治疗腰疼和腰椎间盘突出的核心，不能放在腰这个局部上面，而是要立足于全身，最起码是臀部和整个躯干上，从调整生物力学上下手。

　　解决问题第一条，就是改变保持固定一个姿势不动的坏习惯，能活动就多活动，但不是让你剧烈运动，或者做什么强化腰部肌肉力量的训练。因为根据我们的经验，根源通常都是肌肉紧绷，无法轻松地运用腰部力量，而不是由于缺乏力量导致的。然后就是针对全身力学失衡的问题进行锻炼。目前流传甚广的各种治疗腰椎间盘突出、腰肌劳损的动作，比如小燕飞、倒走效果基本不大，很少人是只有身体前后力学不对称导致的，情况往往比较复杂。而最好的锻炼动作，还是前面教大家的体操。

因为这套体操能够非常有效地抻筋拔骨，设计科学合理又全面，动作比较缓慢，安全系数很高。根据身体情况，审慎、循序渐进地练习就好了，暂时做不到的动作可以先不做。腰椎间盘突出和腰肌劳损的问题，虽说冰冻三尺非一日之寒，但只要找对方向，康复起来也会比较快。

七、背部调整

背部的体态问题主要是驼背。驼背分为两种，一种是姿势性的驼背；一种是关节退变性的驼背。第一种驼背多见于青少年，长时间看书学习的坐姿不正确、低头伏案玩电子产品等都会造成这种体态。情绪也能直接影响我们的体态，身体是我们心灵的一面镜子，情绪高涨时我们会昂首挺胸，情绪低落时我们会垂头丧气。所以，驼背是在我们有自卑、低落等负面情绪出现时形成的体态。第二种驼背多见于老年人以及有脊柱病变的患者。这种驼背是一种脊柱老龄化的表现，通常来说是不可逆的。

我们重点讲第一种驼背。这是很多人的痛，不仅难看，还会影响健康。不管被家长劈头盖脸骂了多少次，旁人指点了多少次，驼背的习惯总是一不注意又变回去了。因为不驼背实在太难受了，昂首挺胸的感觉有如芒刺在背，驼背才是最舒适的姿势。但没人生来就是驼背，如果能改过来，谁愿意驼背？

大家总认为驼背是慵懒的体现，是可以纠正的坏习惯，根本不是！驼背，其实是一个自我保护的姿势。几乎所有的动物，睡觉的时候都会蜷缩起来，而我们人类受到威胁、压力的时候，也会把背弓起来，这样就可以含胸了。为什么含胸？为了保护我们的心神。

胸口有神藏穴，中医认为"心藏神"，神在此指心神；藏，收藏、隐藏也，因本穴邻近心脏，是心神所藏之所，故而得名。含胸可以收敛心神，挺胸则是把心神散发出去。所以挺胸的人有自信，甚至自傲，含胸的人就有自卑、自谦的特点。

青春期的女孩性特征发育时，常常会含胸，就是因为她害羞，不希望自己的身体和心理变化被人看出来，所以她要含胸保护自己的心神，可以说是一种本能反应。

一个充满自信的人，是不会含胸驼背的。如果会，那就是身体结构的问题，长期保持一个姿势，已经固定成那个样子了。提到背背佳大家耳熟能详，20世纪90年代背背佳可是火遍了大江南北，之所以这么火，是因为它确实在某种程度上能够改善驼背。现在市面上矫正驼背的方法，都是针对肌肉来做文章，大同小异。这些方法的出发点是，身体正面和背面的肌肉力量不均衡。做法要么是松解或拉伸正面的肌肉，要么是加强背部的肌肉力量。这些矫正方法，有效吗？

公道说一句，能稍微改善一点驼背，但是无法从根本解决问题。一个是多年的习惯无法强行矫正，另一个是大方向一开始就走错了。哪怕背部肌肉有力量，要保持不驼背的姿势依然非常困难。

其实矫正驼背的关键，不在于肌肉，而在于筋膜。我们认为驼背的原因，就是筋膜紧缩，长期缓慢牵拉脊柱最终发生的体态变化。自然，解铃还须系铃人，松开筋膜就可以搞定驼背。

我们先看脊柱的结构。它本身在背部这里就有一个向外的正常生理弯曲，这叫拔背，驼背只是程度大了一些而已。另外脊柱上下相连，背部的肌肉力量一强，腰部的肌肉就相对变弱，就算前后力量真均衡了，上下又不均衡了，可能会让腰腹向前凸、骨盆前倾。拆东墙补西墙，不是解决之道。

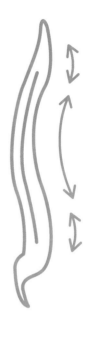

换个角度思考。既然脊柱是竖直的结构，为什么不从上下对拉，不就把突出的地方扯平了吗？看看一样是脊椎动物的猫，根本不驼背，而且在重力作用下为什么它的背却不会往下塌呢？按道理，猫咪应该比人类更需要做背部肌肉的力量训练才对。

关键就在于脊柱两端对拉，形成稳定的拉力。而脊柱的一端是头，一端是骨盆，你看小猫咪的头和骨盆基本是在一条直线上，不低头，屁股也不翘。最重要的是，它很轻松，一点也没有刻意用力。我们人也应该这样，保持正常的体态，不需要绷紧肌肉，只需要让身体形成稳定的上下对拉即可。简单来说，矫正驼背只需要达到两点：第一，虚灵顶劲；第二，松腰敛臀。

如此，就能达到拉长脊柱的效果。但是因为人体力学结构更复杂，大多数人还需要更多的调整。比如，驼背常常伴有圆肩或者耸肩的毛病。肩紧，则一身僵。所以就要学习沉肩坠肘，松开肩膀。骨盆前倾也很多见，这个问题又和膝超伸相关联，所以要学会适当屈膝。屈膝必然会引起身体的重心后移，让人感觉站不稳、站不直。

其实屈膝的人才是直的，照照镜子就知道。感觉不直是因为颈部僵硬，以至于大脑对三维空间的感知出现了差错。至于不稳则是由于脚底失去了抓地力。多数人屈膝的时候，前脚掌都会翘起来。这就是所谓的牵一发动全身。表面上看一个人只有驼背的问题，但其实全身上下都是毛病。从筋膜紧张的角度来看，也没理由只有胸背部这个地方绷紧，毕竟不爱动、保持一个姿势的人整个身体都会发生同样的变化。

理论分析就是这样，实际操作要做到以下三点。

一、松开全身筋膜：可练习前面教的体操。

二、调整动作模式：进行局部训练，改变身体的肌肉使用习惯。

三、激活自我察觉：知道身体有什么细微变化，并进行调整。

做到第一点可以解决至少60%的驼背；做到第二点，可以100%地解决驼背，还给你挺拔体态；第三点是最难的，这决定了前两点有多快见效、能不能见效。很多人的身体已经迟钝到，连膝盖放松、肩膀放松是什么感觉都不知道。按照这个大方向去矫正驼背一定是对的，因为我们有了很多成功的案例。还有一个好消息，当你不再驼背，而是拔背的时候，还能长高1~2厘米。

补充知识 平背

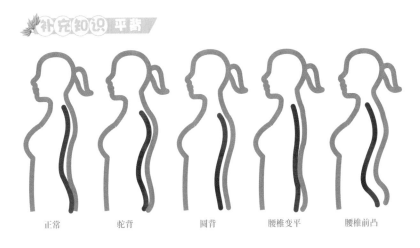

正常　　　　驼背　　　　圆背　　　腰椎变平　　腰椎前凸

　　驼背大家经常听说，平背这个词大家基本上对它很陌生。正常的脊柱胸椎部分会有生理上的一个后凸，平背是指整个胸椎的生理曲度变直甚至反弓，从体态上可以明显看到背部胸椎的区域会有部分因胸椎往前凸而形成的凹陷。平背形成的原因有两种：第一种常见于军人、模特，因为工作性质需要长期挺直背部导致生理曲度慢慢发生了变化。第二种常见于脊柱侧弯的患者和脊柱有退行性改变的患者，这种是属于病理性的和慢性退行性的改变。

　　平背是由于胸椎的生理曲度变直造成的，脊柱关节僵硬的程度比驼背还高得多，所以解决起来也相对比较困难。除了进行全身性的练习之外，还可以进行针对性的背部训练。生理曲度的改变不是一朝一夕的，平背需要长期大量的训练才能慢慢改变。

◆ 练习：平背改善

动作要点：

（1）趴在瑜伽球上或者拱形物体上，手脚撑地。

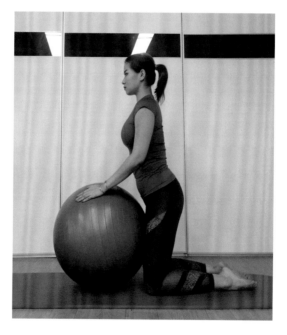

（2）配合呼吸，吸气时双手用力向地面推，让胸椎向上拱，形成驼背的趋势，呼气时缓缓放松让胸椎自然落下。

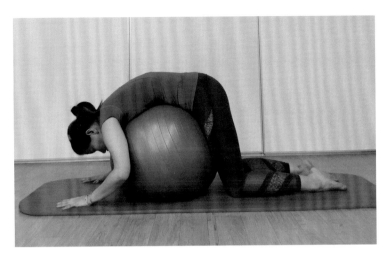

（3）每次练习60个，每天练习3组，可根据个人情况酌情调整数量。

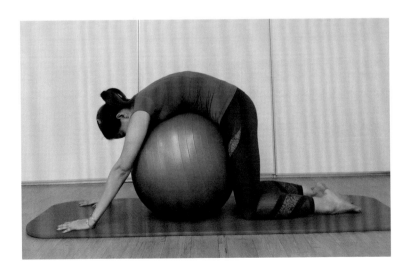

补充知识 圆肩

圆肩是指双肩向前，向内收，上半身形成的一个半圆的弧线形，这样手臂的位置会跑到身体的前侧去。圆肩带来的结果是含胸驼背，这样的体态很容易造成呼吸功能下降、胸闷气短、心慌心悸。圆肩的主要原因有两个。

(1) 双肩长期负重。这常见于青少年，由于学业压力过重，每天都需要背很多书本去学校上课。据了解，现在的孩子书包的平均重量达到了5～10公斤，为了平衡这巨大的重量，孩子的肩膀会自然向内收。

(2) 长期用双手在胸前进行作业的工作人员，比如手术医生、按摩师、美容师等。由于长时间在身体的前侧进行工作，手臂总是需要向内收紧的动作，时间长了胸部筋膜就会过于紧张，当胸部紧张后，手臂自然会跟着向内旋转。

圆肩问题的改善，一是注意避免、减少造成问题的习惯，二是多练体操练习中的伸展运动和扩胸运动。

八、肩部调整

肩部是体态好不好看的一个非常重要的部分，拥有"香肩"是许多女性梦寐以求的理想。但现实中肩膀好看的人并不多，多的是高低肩、翼状肩胛骨、溜肩、锁骨窝等不良体态。这些不良体态形成的原因都不同，改善方式也不同，故要分开来讲。

(一) 高低肩改善

高低肩的原因有以下几个。

(1) 脊柱侧弯：属于疾病导致的体态变化，有专门的矫正练习，已经超出本书范畴。

(2) 身体力学结构失衡：通常先是下肢出现问题，比如一边脚扁平足比另一边更加厉害，这样会让双侧下肢结构长短不一。然后往上影响到骨盆，造成骨盆向一边倾斜。也有可能是从骨盆开始出现歪斜，为了更好地平衡，身体会做出相应调整。

有一个办法去鉴别这两种原因，对着镜子看两边的裤子是不是一样高？

如果是骨盆歪斜，裤子一定会出现一边高一边低的情况，这时就不仅仅需要去拉伸肩部的肌肉，还需要去解决根本问题——骨盆。如果裤子没有出现一高一低，就是两侧肩膀张力不平衡造成的。你首先需要去反思，是不是有不良的生活习惯或者长时间保持某个动作造成的，比如总是跷二郎腿、侧躺着看书等，然后再去进行改善的练习。

（3）长期单侧发力：可见于羽毛球、网球运动员等经常单手发力的人，亦可见于正常人。因为大部分人都是用单手拿举东西，时间长了以后一侧肩膀肌肉就会相对发达。

◆ 练习：拉伸单侧肩膀

说明：高低肩如果只是肩膀的问题造成的，那拉伸相对紧张的高侧肩颈即可(以左侧为例)。

动作要点：

（1）坐着，保持背挺直，左手固定住。

（2）保持身体直立，吸气将头部向上延展，呼气保持延展的同时低头，这时肩颈部会有拉伸感。

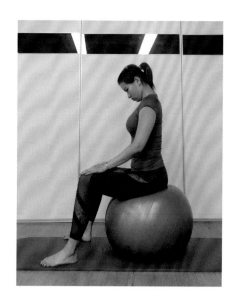

（3）保持低头的姿势，吸气延展头部，呼气头主动向右侧肩膀靠。

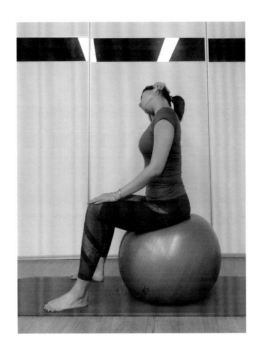

（4）右手越过头顶搭在左耳上轻微地固定头部，保持前两个动作的同时，吸气延展头部，呼气眼睛向左上方的天花板看，左侧的肩膀会有强烈的拉伸感，保持这个动作30秒。

（5）吸气慢慢将双手解开，呼气慢慢回正头部，休息10秒再来一组。

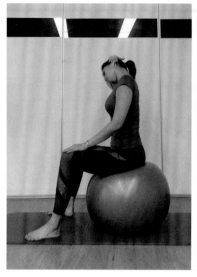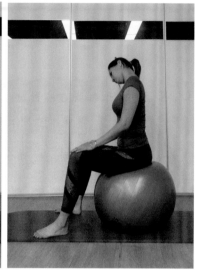

（6）每次做4组，每天可做3～5次，以感觉放松和舒适为准，不宜过多，以免造成损伤。

如果是有骨盆歪斜的情况，相对复杂。以右肩高为例，原因是因为骨盆出现左边高右边低的情况。当骨盆出现明显高低不一样的时候，身体的重心会偏向骨盆低的一侧，这时为了平衡身体的重心，需要将左边的肩膀降低而将右边的肩膀抬高。身体各个部分会出现张力不平衡，包括腰背、大腿、臀部都会有变化。

以下练习为针对骨盆歪斜进行的调整。

◆ 练习：拉伸背部

说明：以左侧为例。

动作要点：

(1) 跪在舒适的硬板床或者地垫上。

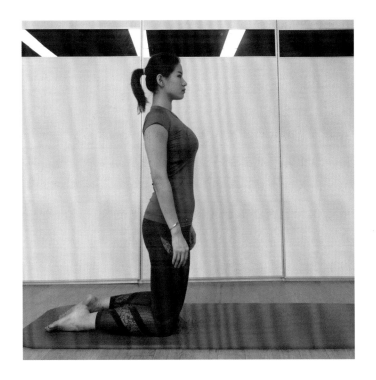

(2) 向前弯身，两手撑地。

(3) 上身向前俯身，左手往前伸出。

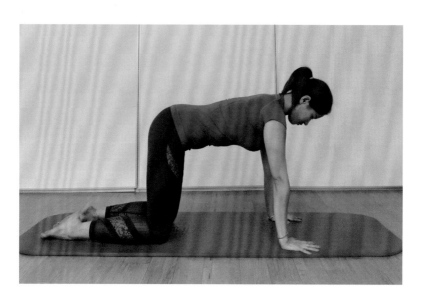

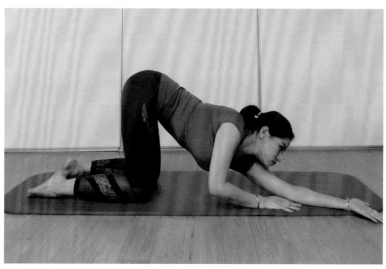

（4）左手在下右手在上，双手交叠放置于右前方的地上（双手放置的位置要超过身体的中线），这时会感觉到左侧背部有拉伸感。

（5）深吸气，同时双手沿着手臂的方向向前去延伸，呼气时让臀部摆向身体的右侧。这时拉伸的感觉会非常强烈，保持自然均匀的呼吸，维持这个姿势30秒。

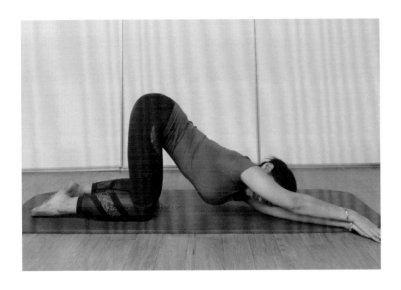

（6）然后回复到拉伸前的姿势，休息10秒，再来一组。

（7）每次做4组，每天可做3~5次，以感觉放松和舒适为准，不宜过多，以免造成损伤。

✦ 练习：拉伸腰部

说明：以左侧为例。

动作要点：

（1）找一个墙面，左侧身体紧贴墙面站立。

（2）右脚朝外转与左脚呈接近90度的夹角，左手举过头顶。

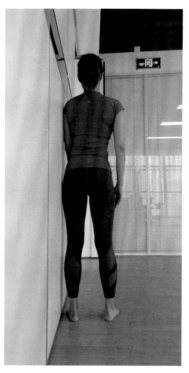 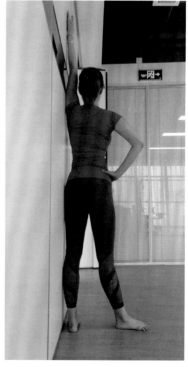

（3）深吸气，同时左侧手臂带着左侧腰背部向上延展，呼气时保持延展的同时身体向右侧弯曲，此时左侧的腰部会有明显的拉伸感。保持自然均匀的呼吸，维持这个姿势30秒。

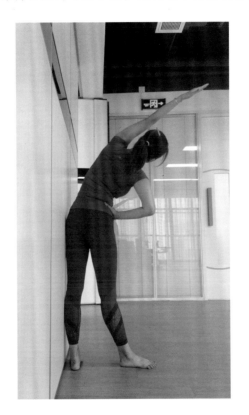

（4）然后回复到拉伸前的姿势，休息10秒，再来一组。

（5）每次做4组，每天可做3~5次，以感觉放松和舒适为准，不宜过多，以免造成损伤。

◆ 练习：拉伸臀部正面

说明：以左侧为例。

动作要点：

（1）屈膝坐在地面上。

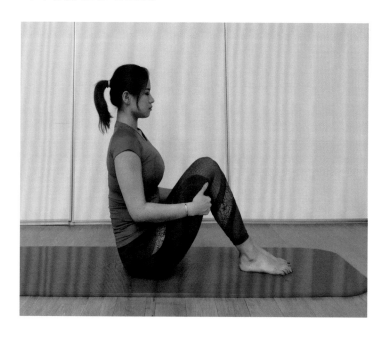

（2）躺下，双手抱住膝盖，往上身拉。

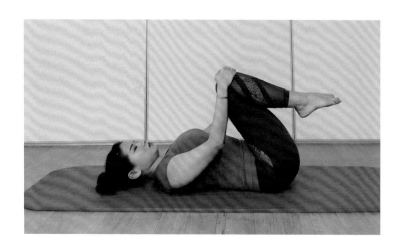

（3）左脚盘腿放在右腿上，双手抱住右腿，拉向身体，保持正常呼吸，这时左侧臀部会有明显感觉；右边的膝盖朝向可以朝向左肩或者右肩，这样可以拉伸臀部不同的位置。

（4）保持均匀呼吸，维持这个姿势30秒。

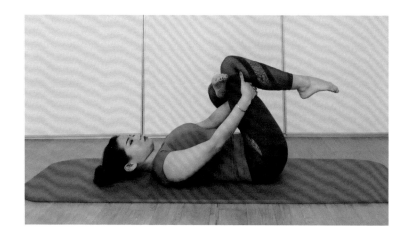

（5）回复到拉伸前的姿势，休息10秒，再来一组。

（6）每次做4组，每天可做3～5次，以感觉放松和舒适为准，不宜过多，以免造成损伤。

◆ 练习：拉伸臀部侧面

说明：以左侧为例。

动作要点：

（1）找一个舒适的位置，坐下并双脚伸直。

（2）左腿屈膝，左脚置于右腿的外侧，右手屈肘，手肘放在左腿膝盖的外侧。

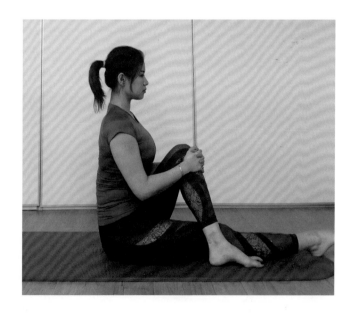

（3）身体转向左侧，用右手肘向左大腿发力，这时会明显感觉到臀部外侧强烈的拉伸感。

（4）保持均匀呼吸，维持这个姿势30秒。

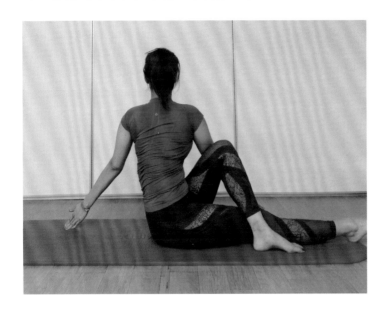

（5）然后回复到拉伸前的姿势，休息10秒，再来一组。

（6）每次做4组，每天可做3～5次，以感觉放松和舒适为准，不宜过多，以免造成损伤。

◆ 练习：拉伸大腿外侧

说明：以左侧为例。

动作要点：

（1）找一面墙(或能让手支撑的单杠也行)，面对墙双手扶墙站立。

（2）左脚从右脚的后侧越过，放置在右脚的外侧并且翻掌用足外侧触地。臀部向右侧顶，身体向左侧曲。

（3）这时左侧会有明显的拉伸感，保持自然均匀的呼吸，保持这个姿势30秒。

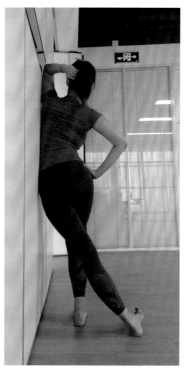
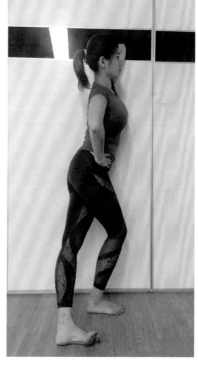

(4) 然后回复到拉伸前的姿势，休息10秒，再来一组。

(5) 每次做4组，每天可做3~5次，以感觉放松和舒适为准，不宜过多，以免造成损伤。

(二) 翼状肩胛骨

翼状肩是原本应该紧贴背部的肩胛骨翘了起来，形成类似翅膀一样的形态。有的女生会认为这样很漂亮，实际上这样会有几个危害。

- 视觉上的错觉，从侧面看非常像驼背。
- 肩胛骨周围的肌肉张力失衡，会产生肩胛骨周围的疼痛。
- 肩胛骨周围的关节、肌肉都不在正确的位置上，运动过程中肩胛骨及上肢的运动轨迹会发生变化，大大影响了运动能力，并增加运动损伤的可能性。

从肌肉的角度分析翼状肩形成的原因，主要就是胸部过于紧张和胸侧肌肉无力造成的。

◆ 练习：拉伸胸部

（1）找一面墙，身体一侧站在墙的一边，另一侧靠近墙。

（2）将要拉伸一侧的手前臂屈肘放在墙上，需要拉伸对侧的脚向前迈一步，身体的重心向前靠。

（3）这时胸部及上臂都会有明显的拉伸感，如果拉伸感觉不够强烈，身体可以向手臂对侧扭转。

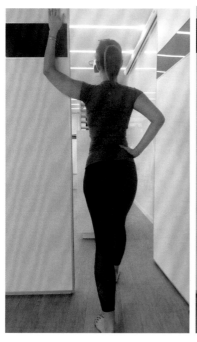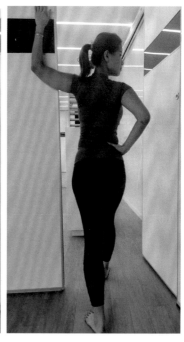

（4）自然均匀地呼吸，保持这个姿势30秒。

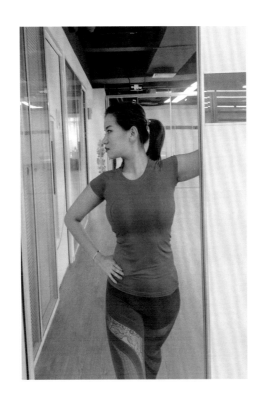

（5）然后回复到拉伸前的姿势，休息10秒，再来一组。

（6）每次做4组，每天可做3～5次，以感觉放松和舒适为准，不宜过多，以免造成损伤。

◆ 练习：胸侧加强

说明：这个练习主要是加强胸侧的前锯肌力量，刚开始也许不能很好地体会到前锯肌发力的感觉，需要通过一定数量的练习才能找到感觉。当你能找到发力感觉时，你可以尝试其他的练习方式。我们最终的目的是让锻炼回归到生活。比如，拖地时，我们手臂送拖把这个动作和向前推大物件或擦玻璃的时候等都是锻炼。诸如此类的动作在日常生活中数不胜数，但前提是你会用力，否则在做这些家务活的时候，你更多的是用到其他不必要的肌肉。

（1）找一个墙面，仰卧位，身体一侧靠着墙面，一只手伸直并紧贴墙面。

（2）身体保持稳定，不要耸肩，吸气时手臂向上发力做肩胛骨前伸运动。

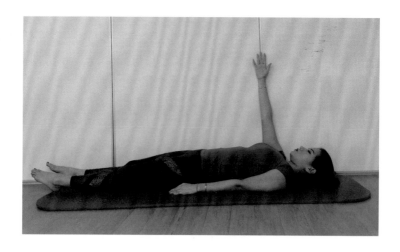

（3）呼气时慢慢回落做肩胛骨后缩运动，慢慢体会腋窝下方肋骨部分是否有发力的感觉。

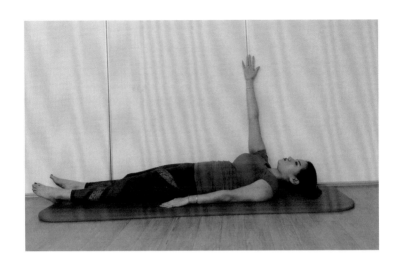

(4) 15个为一组，每次做3组，每天做2次，练习数量以感觉放松和舒适为准，根据个人情况酌情调整。

(三) 溜肩改善

中世纪的时候，很多画作都会出现一个溜肩的形态。因为从头部下来，这样的偏流线型的肩膀才会看起来"柔和"，否则肩膀处两个突兀的方形转折，观感上很不舒服。但我们认为溜肩并不是一种"好看"的体态，反而体现身体存在一些问题。

正常的肩膀形成的斜面和水平面的夹角一般是15度，而溜肩的肩膀一般会达到20度以上。溜肩非常严重的人可能驾驭不了有吊带的衣服，因吊带有可能会从肩膀上滑下来。

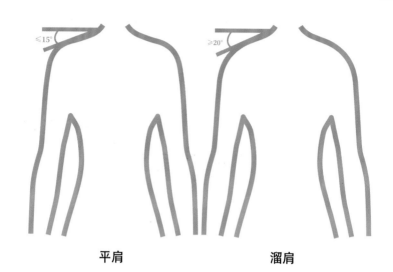

平肩   溜肩

溜肩的主要原因是肩胛骨的位置不对，处于向下回旋的位置。造成向下回旋是因为肩背的紧张和肩膀肌肉的无力，所以，要对紧张的肩膀和背部进行放松，并加强肩膀力量。

改善溜肩的第一个练习动作，与前述改善高低肩的动作相同，此处不再重复。

◆ 练习：背部放松

动作要点：

（1）平躺在筋膜球(用网球也可以)上，将放松工具放在两个肩胛骨内侧的位置。

（2）双手抱头减轻颈椎的压力，然后缓慢地在泡沫轴或者筋膜球上来回滚动放松。

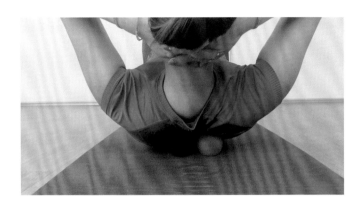

(3) 保持自然呼吸，尽量放松身体。

(4) 每次放松3分钟，每天2次，根据个人情况酌情调整。

◆ 练习：肩膀加强

动作要点：

(1) 俯卧位，将枕头放于胸廓下，下颌微收。

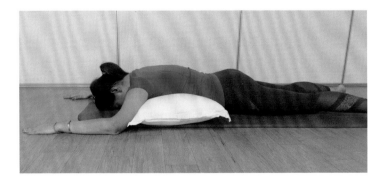

(2) 双侧手肘90度平肩向上抬起，肘带动头一起上抬。

（3）一定不要耸肩，下巴微收，整个过程保持自然呼吸。

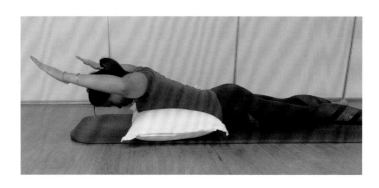

（4）一组做15个，每次2组，一天2次，根据个人情况酌情调整。

（四）锁骨窝改善

锁骨窝，顾名思义，就是在肩部锁骨与颈部之间形成的凹槽。之前网上很多女生比拼在锁骨窝上面放置东西，有的女生能放硬币，有的能放鸡蛋，甚至还有的能在锁骨窝养鱼。

锁骨窝是由我们的肩颈部大量参与呼吸形成的。当我们使用肩颈来参与呼吸时，平常低头伏案和维持正常姿势就已经过多地使用肩颈的肌肉，再带上呼吸会让肩颈的肌肉苦不堪言，久而久之就会造成肩颈的筋膜、肌肉紧张，紧张的肌肉会拉着锁骨靠近颈椎，就这样慢慢形成了锁骨窝。

正常成年人，平静状态下每分钟呼吸12～20次，平均每天呼吸20000次，所以当你每天20000次的呼吸都是错误的呼吸模式时，必然会造成体态的异常和身体的不适。只是每个人的身体素质不一样，身体素质好的可能发生问题的时间节点晚一点而已。而纠正一个错误的模式，必须进行正确的呼吸训练超过2000次才能转变过来。

改善锁骨窝，除了做前面教的腹式呼吸练习外，还可以加上一个颈部拉伸的动作。

◆ 练习：颈部拉伸

说明：以左侧锁骨窝为例。

动作要点：

(1) 盘腿坐立，两眼正视前方，收下颚。

(2) 低头，颈部向上伸展。

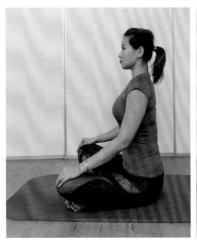 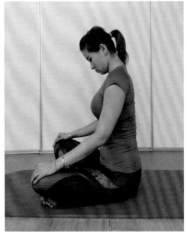

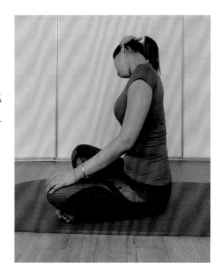

（3）右手放在左耳上，吸气头部向上延展，呼气低头，保持这个动作10秒（右手只是起到轻微辅助的作用）。

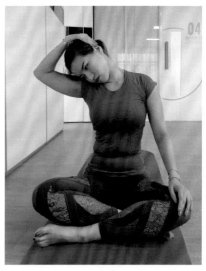

（4）保持低头姿势，吸气延展头部，呼气头部向右倒，保持这个动作10秒。

（5）保持低头及侧曲的姿势，吸气延展头部，呼气头部向右下方转，保持这个动作10秒。

九、颈部调整

网上有数据说，如今中国有1.5亿人患颈椎病，这数字实在太可怕了吧。我们在工作中确实遇到过很多被诊断为"颈椎病"的人，但医生能做的，其实也只是给病人创造自愈的时间和空间。这个问题最终还是落实到一句话，求医不如求己。

首先，我们不要把颈椎问题定义为颈椎病。因为这个定义会限制我们的思考，认为问题只在于颈椎。颈椎问题，不过是生活方式和习惯导致的，而我们又特别在意颈椎，久坐不动、长期保持一个姿势，看电脑、玩手机、看书，都可能是罪魁祸首。所以，必须得改。不改，后面所有的功夫都白费。除了接受医生的治疗，缓一时之急外，主要还是靠自己锻炼，才能使颈椎康复。

颈部的体态问题，主要就是一个头前引，也有人称为头前伸、探颈、乌龟脖。

头前引顾名思义就是头部跑到身体的前方去了，是什么原因造成的呢？

第一，长时间低头伏案工作、开车等，不能很好地维持自

　　已的坐姿。当我们长时间维持这种姿势后，身体就会记住这种姿势，引发筋膜张力变化，久而久之就会形成这样的体态。

　　第二，上交叉综合征引起的头前引。由于腹部力量薄弱或者天生腰椎的曲度过大造成腹部向前凸，为了保持身体平衡，胸背部就会向后凸形成驼背，而头颈部就会自然而然地往前跑。（注：头前引、圆肩、驼背三种体态，一般被统称为上交叉综合征。）

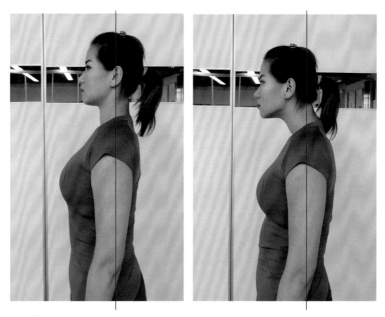

　　改善头前引体态的方法，主要是放松紧张的头颈部和胸肩部。

◆ 练习：颈部自我按摩

动作要点：

(1) 坐在凳子上，背靠着凳子然后仰头。

(2) 缓缓地让后脑勺和脖子交界的位置靠在靠背上。如果你有长时间低头伏案的工作习惯，这个区域一定会感觉到十分酸疼。

(3) 利用凳子靠背的这个棱进行压揉，缓慢地左右滚动你的脑袋。

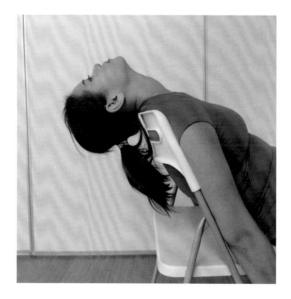

(4) 一般压揉3分钟即可，时间以自身感觉舒适为准，不宜过久，每天可以做3次。

✦ 练习：胸部拉伸

动作要点：

(1) 背对着凳子站立，双手在背后交叉并伸直。

(2) 缓慢地下蹲让手前臂的位置放在凳子上，然后让重心移向身体的前方，这时会感觉到胸部及大臂靠近胸部的位置会有明显的拉伸感。如果感觉不够强烈，保持身体重心放在身体前方，试着让交叉的双手沿着手臂的方向去做延展。

(3) 保持这个姿势30秒，自然均匀的呼吸。

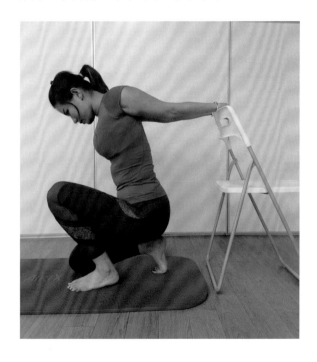

（4）然后回复到拉伸前的姿势，休息10秒，再来一组。

（5）每次做4组，每天可做3~5次，以感觉放松和舒适为准，不宜过多，以免造成损伤。

补充知识 颈椎生理曲度变直

奥黛丽·赫本的仪态总是很好，身姿挺拔，曲颈傲立，又细又长的脖子引人注目，整个人的气质显露无遗。她的脖子，就是爱美的女士们梦寐以求的"天鹅颈"。美貌靠精致的五官，但若没有气质，即使花容月貌，也会略显俗气，而挺拔的脖颈无疑是气质担当，优美纤长的脖颈能完美地提升气质。比如刘诗诗，就拥有娱乐圈公认的天鹅颈。难怪很多女明星为了拥有天鹅颈，费尽心思。

但是，其实天鹅颈往往不是一件好事，因为非常有可能是颈椎生理曲度变直造成的外形改变。正常情况下，我们的颈椎应该有一个接近C型的弧度，各节颈椎有序排列，形成一个完美的生物力线和结构，从而满足颈部的正常生理功能和活动需求。

如果颈椎生理曲度变直，不管不顾就会继续发展成椎间盘突出。短期之内，颈椎生理曲度变直不会有任何神经症状，比如手麻。其实颈椎生理曲度变直，只是现象，其他症状不一定是它引起的，但有这个问题的人颈部僵硬是必然的，有人常常会觉得肩颈紧张、疼痛，一转头就咔咔响。简单来说，颈椎生理曲度变直的坏处就是对脖子本身不好，以及影响通过脖子的各种生理功能，如血液循环、神经传导等。

让身体保持一个活跃状态，是恢复颈椎生理曲度必不可少的先决要素。而通过枕头让生理曲度变直的愿望，也特别天真，不要浪费钱买什么颈椎枕了，因为睡觉的时候，人会翻来覆去，不是保持一个固定姿势。颈椎曲度更不是单纯地由前后方向的生物力学平衡产生的，而是由多个方向的力协同的结果。

颈椎的问题还不仅仅是颈椎的问题，有可能是肩背、腰椎乃至下肢的筋膜发生变异造成的。所以，我们认为单纯对颈部进行锻炼没有太大意义，应该从整体上下功夫。

补充知识 营养包

电视剧《老中医》中，孟河派中医翁泉海在给病人诊治大椎凸起时说："这不是筋包，是肉包，早晚它会要了你的命。"

这个包，就是我们俗话说的富贵包。为什么翁泉海说得这么严重，又不是肿瘤，一个小小的肉包能要命吗？其实富贵包本身并不严重，你看不见的东西才要命。富贵包从身体结构的角度来讲，可能只是上交叉综合征的一个特点。

但单纯改变身体结构并不能从根本上解决富贵包的问题，所以这里我们重点从中医的角度说一说。人体背部为人体阳经的通路，有三条足阳经和三条手阳经：膀胱经、大肠、小肠、三焦经、胆经、胃经，顺着脊柱还有统领一身阳经的督脉。这些经络都在大椎穴汇集，富贵包的存在说明全身经络都堵塞了，堵得都鼓起来了。阳经向上输送气血滋养头面，富贵包在这里一堵，所以容易头晕、眼花、耳鸣、脑子不够用等；而阴经向下输送气血濡养脏腑，既然上气不通，下气就不畅，所以容易爆暗疮、口舌生疮、喉咙肿痛等。

然而，问题是全身的，富贵包只是一个突出的症状，令人无法不重视而已。真正的做法，应该是全身同调，方能长治久安。否则，哪怕你把凸起的富贵包抹平了，只要全身经络依然是堵的，还会有另一个包鼓起来。所以，有富贵包要从改变自己的生活方式做起。

第一，不要熬夜。晚睡会导致身体的新陈代谢很不正常，会出现上火症状。

第二，少喝水。每天八杯水是不对的，不渴就不喝，尤其是很多人还喜欢喝枸杞、桂圆、菊花等所谓的养生茶。

第三，不要节食，不要低碳饮食。有富贵包的人往往非常胖，为了减肥或者保持已经很高的体重就不敢吃，或者吃蔬菜水果代替五谷。长此以往就会导致筋骨失养，松弛无力，形成一个大肚子，脊椎、骨盆出现错位、偏歪等。大脑缺乏五谷的滋养，容易疲乏、精力不足、记忆力下降，而且没什么欲望。

第四，不要受寒。办公室久坐的人，长期待在空调环境中，经络受寒，颈椎和肩膀痛的问题非常多。

消除富贵包的锻炼方法超级简单，也非常有效，我们有很多改善的案例。

第一，平时多练体操，疏通经络，增加气血。

第二，多走路，提高新陈代谢。

十、全身力学综合锻炼

本体感觉，也叫身体感知或身体觉知。它时刻在发挥重要作用，却常常被我们忽视。它是什么样的感觉呢？

先做一个小游戏：闭上双眼，用手指触摸鼻尖。摸到了吗？

相信大部分人做这个动作十分简单，即便我们不用视觉、听觉、味觉、触觉和嗅觉这五感中的任何一种，也能摸到鼻子。同样，我们每天都会喝水，你是否思考过这个流畅的动作是如何发生的？喝水动作的发生，离不开本体感觉，它指导手拿杯子、送到嘴边，而不是打翻杯子或者喝到鼻子里去。健康的人不需要视觉也能通过本体感觉知道自己身体各部位的位置、状态等。如果没有本体感觉，你很难想象喝水这样简单的动作会变得多困难。

本体感觉包含传入中枢神经系统的动作特征信息，包括方向信息、空间位置和速度信息、肌肉激活情况等。位于身体各处的本体感受器，能分别感受肌肉被牵拉的程度以及肌肉收缩和关节伸展的程度，可用于监控躯体、肢体位置和运动。这些感受器负责收集身体位置和位置改变的信息，并传到中枢神经系统。

简单来说，本体感觉让我们闭着眼睛也能知道身体及四肢的静态位置、运动状态，以及下一步该如何运动。本体感觉影响最大的部分就在于在非稳态运动中保持身体平衡、动作协调、减少对身体的冲击，特别是在身体失去平衡的一瞬间快速做出反应找回平衡的能力。在跑步中时常扭伤的人、习惯性扭伤的人，很可能是本体感觉较差。

所以，肌肉力量固然重要，但如果只有纯粹的肌肉力量而缺乏本体感觉、缺乏神经控制肌肉的能力，更大的力量反而更容易造成伤病。而我们的身体可以通过本体感觉的练习，使活动更加流畅、快速、有效、准确，避免碰到更少障碍和问题。

✦ 练习：本体感觉激活

说明：提高踝关节的稳定性和髋关节的稳定性，锻炼第七感并将全身结合在一起。初期不容易站稳时，可先扶墙辅助。

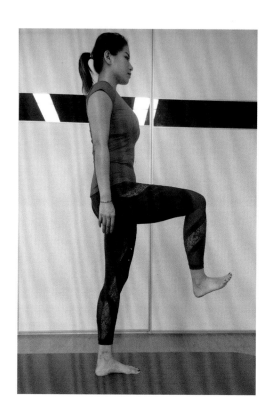

动作要点:

- 支撑脚尖正面朝前，膝盖微曲，另一只脚抬起让大腿与地面平行，脚掌放松往回微勾。
- 上身保持放松正直，沉肩坠肘、虚灵顶劲。
- 目视前方，尽量保持身体不要晃动。
- 能站多久就站多久，争取单次超过1分钟，每只脚练习总时间为5分钟，每天练习2次，根据个人情况酌情调整。

◆ 练习：本体感觉强化

说明：比较难，务必谨慎，以防扭伤。在上一个练习已经熟练的基础上，再开始练。

动作要点：

● 站在不稳定的平面，软垫、沙发、床上均可以。

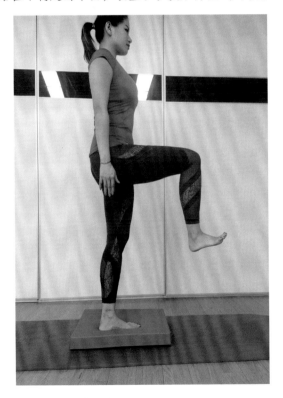

● 其余与上一个练习相同。

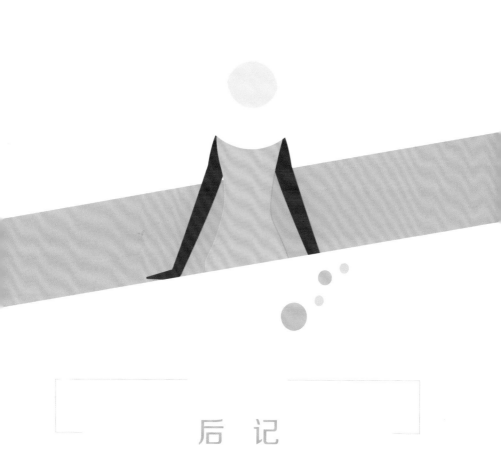

后　记

完成本书真的特别不容易。

感谢清华大学出版社所有参与本书出版的幕后工作团队，没有他们的默默付出，就没有本书的面世。同时我们还要感谢其他为本书做出诸多贡献的同事和朋友，尤其感谢出镜模特孙美倩小姐。

这与我们的工作性质有关，职业习惯与职业操守要求我们谨慎行事、脚踏实地、忠于事实，所以我们优先考虑的是如何在不造成损害的前提下，让读者得到改善。解决一个问题，却制造新的问题，我们并不想见到这样的结果。本着对读者负责的态度，下笔之前总是考虑再三。同时，我们总是习惯使用专业术语，如何用通俗易懂的语言表达自己的意思，让读者明白，是一件难度挺大的事情。

我们希望从一个全面的角度，融合东方和西方的视角，结合现代和传统的办法，让读者能最大限度地从本书中受益。我们的观点和方法，都是从实践中得来的，并非纸上谈兵。我们设计的练习项目，看似十分简单，实则拥有非凡的效果，希望大家能耐心地练习。

夏振棠医生想说：

开始着手写下后记时，一种感动就一点点地涌上来，有种压抑了很久的情感也在键盘的敲击之下慢慢得到宣泄，舒畅感贯穿了整个胸怀。也突然理解了，为什么那么多作者在完成一本著作之后，会在书的前言或者后记写下那么多感谢，感谢很多人，感谢很多事。曾经每每看到这些感谢之言，总是一扫而过，也并不会去细细体味这言语间的情真意切。现在终于明白，这些话对于很多读者而言，或许不会有多么重要，但对于作者来说，就像是一种必不可少的仪式，一种真挚感情宣泄的窗口，有种非常独特的意义。在写一本书的过程中的煎熬只有真正去写了才能理解，当写完的那一刻回首这个过程，情感多少有些复杂。

首先要非常感谢亦师亦友的"雷较瘦"林立新，这本书的出版，从提议到组织，到整理润色书稿，以及沟通出版社，最终实现出版，都是他在费心尽力，一手操办。其中艰辛困难不是我们能想象的，但是他做到了，由衷地佩服与感谢。还要感谢一同参与写作此书的朋友罗宇奇、肖忠洲、周韬，如果没有他们的并肩努力，就我写的那点内容实在暗淡无趣，难以成书。他们执笔的内容是本书的精彩之处，更为他们的学识与努力折服。

我的写作速度是最慢的，也是最拖拉的，每天总会因为这个事或者那个事而耽搁了写作进度。在这个过程中，我的种种弱点暴露无遗，这让我对自己也有了一个更深刻的认识。感恩此次的写作经历，让我更好地锤炼并完善了自己，相信这是一个很好的开端！

最后，书中的内容尽量遵循直截了当、实事求是的原则。

在写作过程中也阅读参考了很多资料，可谓是站在前人的肩膀上。在今天这个故弄玄虚、高谈阔论的繁杂信息铺天盖地的形势下，希望本书能给诸位亲爱的读者一点诚实的光亮，提供一些微弱的指引。如此，便也心满意足了。

所谓知无涯、学无涯，受水平局限，其中错漏之处，还望读者朋友海涵指正。

罗宇奇医生想说：

历时300多天的时间，这本书也终于接近尾声，得以与大家见面。回顾起写书的过程，也是异常的艰辛，在这里我要特别感谢亦师亦友的"雷较瘦"，当"雷较瘦"跟我谈起写书这件事的时候，我倍感兴奋，因为这是我人生中参与写作的第一本书，一本可以将我这些年的医学知识和经验所得尽情地与大家分享的书。

写这本书的初衷也是想将我们科学的健身知识传递给各位。由于生活条件越来越好，人们的生活作息方式也开始由体力活动变成了更多倾向于脑力活动，网络文化无处不在，与此同时，各种体态的亚健康问题也接踵而至。面对这种体态问题，市场上的美容机构、健身机构、网络机构也如雨后春笋般应运而生，都瞄准了体态不良的矫正业务。有些唯利是图的黑心机构把体态有问题的人当成了"小白鼠"，一遍又一遍地进行"收割"，虽然我们没办法引导每一位朋友去正视体态问题，以及判断它给个人和家庭生活带来的影响有多大，但至少应该尽吾所能及君所愿。

在此，我们诚心地希望通过这本书将近十年的经验和知识传递出去，有更多的人能够从中受益，并且重视到体态问题在生活中的常态。

肖忠洲医生想说：

有时候，缘分真的是一个奇妙的东西，不经意之间，就会有意想不到的惊喜。原本看起来永远不会有交集的两条平行线，有可能经过一次"量子纠缠"或者"时空折叠"就会散发出迷人的几何造型和图案。本书的诞生过程大抵就是这么惊奇和可爱。从来没想过自己有一天会参与到写一本书的过程中，而且还是这么严谨和专业的医学类专著。认识"雷较瘦"也纯粹是机缘巧合，后来大家经常在一起聊天喝茶，慢慢地就有了思想上的碰撞，志同道合，又都是热血青年，既然有共同话题，总要干点什么表示一下才好。于是在"雷较瘦"强大人格魅力的号召下，本书的专家学者陆续到位。在这么多牛人里边，我还是有点小紧张的，毕竟他们都是临床经验丰富的大咖，而我和他们相比，不论是知识还是阅历都显得有些不足，这是个硬伤。"雷较瘦"鼓励我说，别担心，你就按照自己的思路来写就行了，大家有什么新的点子也可以交流碰撞，都是朋友，有意见和建议都坦率地提出来，一起努力，争取让这本书早点出版。确实，团队的力量是伟大的，团队的能量是无穷的，在写书的过程中，总会遇到卡壳的时候，经常在一起沟通和交流，总是能从中找到闪光点。写作的过程就像养育一个尚在襁褓之中的婴儿，看着她灿烂的笑脸就很有动力，每天认真地守着她，给她营养，教她说话，眼瞅着小家伙一天一个样，越来越壮实，从嗷嗷待哺到跟跄行走，再到蹦上跳下、健步如飞，别提有多开心了。本书是一本和健康密切相关的书籍，如果你仅仅是因为无意中翻阅到了它，那么，希望它的内容能让你驻足，如果你是因为健康需求而找到了它，那希望这能带给你不一样的疗愈体验，无论如何，本书总有一页适合你。因我的水平有限，不当与错误之处在所难免，恳请体医融合界的同人及广大朋友们发现问题，指出错误，提出意见。再次感谢"雷较瘦"和诸位医生。